本书为国家社会科学基金重大项目"健康中国与体育强国建设的体医融合协同创新研究"（19ZDA353）阶段性成果，受到国家一流专业建设点（盐城师范学院社会体育指导与管理专业）专项经费资助。

互利与共赢：

中国老年人体育健康促进的协同治理

刘　路　著

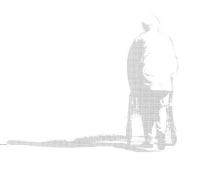

中国社会科学出版社

图书在版编目（CIP）数据

互利与共赢：中国老年人体育健康促进的协同治理／刘路著. —北京：
中国社会科学出版社，2021.11
ISBN 978 - 7 - 5203 - 9135 - 1

Ⅰ.①互… Ⅱ.①刘… Ⅲ.①老年人—健身运动—研究—中国
Ⅳ.①R161.7

中国版本图书馆 CIP 数据核字（2021）第 187253 号

出 版 人	赵剑英
策划编辑	王丽媛
责任编辑	夏 侠
责任校对	党旺旺
责任印制	王 超

出 版	中国社会科学出版社
社 址	北京鼓楼西大街甲 158 号
邮 编	100720
网 址	http://www.csspw.cn
发 行 部	010 - 84083685
门 市 部	010 - 84029450
经 销	新华书店及其他书店

印 刷	北京明恒达印务有限公司
装 订	廊坊市广阳区广增装订厂
版 次	2021 年 11 月第 1 版
印 次	2021 年 11 月第 1 次印刷

开 本	710 × 1000 1/16
印 张	15.75
字 数	251 千字
定 价	88.00 元

凡购买中国社会科学出版社图书，如有质量问题请与本社营销中心联系调换
电话：010 - 84083683

目　录

引　　论

第一节　研究缘由

党的十九大报告明确提出，"中国特色社会主义进入了新时代"，强调"必须坚持以人民为中心的发展思想，不断促进人的全面发展；坚持在发展中保障和改善民生，增进民生福祉是发展的根本目的"，[①] 这些论述突出了以人民为中心的新理念，将满足人民美好生活的需要作为社会发展的基石。然而在全面建设社会主义现代化强国的新时代，社会人口老龄化却是难以回避的现实与挑战。国务院《"十三五"国家老龄事业发展和养老体系建设规划》指出，预计到 2020 年，我国 60 岁以上老年人口将增加到 2.55 亿人左右，占总人口比重提升到 17.8% 左右，将达到"深度老龄化"的状态；高龄老年人将增加到 2900 万人左右，独居和空巢老年人将增加到 1.18 亿人左右，老年抚养比将提高到 28% 左右。老龄化社会的发展给新时代我国全面建设社会主义现代化强国的进程带来了深刻而持续的影响。[②]

[①] 习近平：《决胜全面建成小康社会　夺取新时代中国特色社会主义伟大胜利——在中国共产党第十九次全国代表大会上的报告》，人民出版社 2017 年版，第 23 页。

[②] 国家卫生计生委：《健康中国 2030 热点问题专家谈》，中国人口出版社 2016 年版，第 8 页。

面对这些社会矛盾与现实问题，体育理当充分发挥"老龄化社会构建国民健康基础、缓解医疗支出压力的重要调节器"价值。①

党的十八届五中全会提出了推进健康中国建设的新目标，《"健康中国2030"规划纲要》对健康中国建设的具体要求做了战略性部署，要求"突出解决老年人等重点人群的健康问题"。2017年，党的十九大报告更是明确指出："要积极应对人口老龄化，构建养老、孝老、敬老政策体系和社会环境，推进医养结合，加快老龄事业和产业发展。"② 在建设"健康中国"的国家战略背景下，老年人通过体育健康促进不仅可以降低个体医疗开支，减轻家庭赡养的负担，实现"健康老龄化"和"积极老龄化"的目标，还能够缓解国家社会保障体系的压力，对于维持社会安定有序发展有着积极的意义。2017年2月，国务院颁布的《"十三五"国家老龄事业发展和养老体系建设规划》将老年人体育健康促进提到了一个新的高度，要求通过"加强老年人健康促进和疾病预防"以及"加强老年体育健身"来健全健康支持体系。③ 这一国家层面的规划将"体育健身"与"健康促进"系统纳入老年人健康支持体系中，使两者的结合更加紧密。由此，老年人体育健康促进的价值和效用在我国社会的发展进程中不断得以确认。

现阶段我国人口老龄化的社会背景和国家层面的相关顶层设计为本书确立老年人体育健康促进的研究主题奠定了重要基础，同时，老年人体育健康促进本身的发展特性及其有关的内外部相关因素的作用机理，也对本书研究问题的提出起到了重要的支撑作用，具体包括以下三点。

一 时代境遇之应然：新时代我国社会人口老龄化发展的应然选择

人口老龄化是社会发展到一定阶段的必然产物，也是人类经济发展、

---

① 杨越：《体育强国：未来10年中国社会经济发展对体育事业的需求》，《体育科学》2010年第3期。

② 习近平：《决胜全面建成小康社会 夺取新时代中国特色社会主义伟大胜利——在中国共产党第十九次全国代表大会上的报告》，人民出版社2017年版，第48页。

③ 国务院：《"十三五"国家老龄事业发展和养老体系建设规划》，http://www.gov.cn/zhengce/content/2017-03/06/content_5173930.htm，2017年3月6日。

科技进步、卫生条件改善和人民生活水平提升的重要体现。老龄化社会的发展也会带来新的问题与挑战，突出表现为老年人健康问题凸显，社会保障压力增大；社会人口结构改变，家庭赡养功能弱化；人口红利窗口期关闭，劳动力资源相对萎缩等。体育在老龄化社会问题的应对中有着独特的社会功能与民生价值，具体表现在以下三个方面。

（一）能够有效促进老年人身心健康、缓解社会保障压力

研究不断检验证实，老年人参与体育活动与慢性疾病之间存在着线性关联，[①] 科学规律的身体活动不仅能够有效减少心血管疾病、骨质疏松症、肥胖症等多种慢性疾病的发病率，而且对于慢性疾病症状的控制和改善、降低死亡率有着积极的作用。对于老年人而言，身体活动具有显性的经济性收益。[②] 伴随年龄的增长，老年人身体各组织结构和器官功能都明显退化，慢性疾病已成为老年人群必须面对的突出问题。体育健身活动作为促进老年人身心健康、防治慢性疾病的核心手段，理当在应对老龄化社会的进程中发挥自身的优势与作用。此外，西方国家的老龄化进程先于我国，在老龄化问题的应对中进行了大量的实践与探索，体育在其中体现出了独特的价值与作用。美国进入老龄化社会的时间较早，在1965年，美国政府颁布的《美国老年法》即明确提出"为老年人提供服务，使其经常参加身体活动和体育锻炼，保持身心健康"。随着体育活动对老年人身心健康的促进效用不断得到科学验证和社会认同，2001年，美国国家疾病预防控制中心、美国运动医学学会等六个组织联合发布了《国家蓝图：促进老年人身体活动计划》，这是"美国第一份专门针对老年人参与体育活动促进健

[①] Darren E. R. Warburton, Crystal Whitney Nicol, Shannon S. D. Bredin, "Health Benefits of Physical Activity: The Evidence", *Canadian Medical Association Journal*, Vol. 174, No. 6, 2006, pp. 801–809.

[②] 于洪军、仇军：《身体活动经济性专题研究述评》，《北京体育大学学报》2016年第8期。

康的综合性规划"。① 而在 2010 年发布的《健康公民 2020 计划》中，美国国民的健康体系涉及 28 个关键领域，共 467 个健康指标，其中"医疗保障"和"体育健身"是权重最高的两项指标，构筑了国民健康的两大支柱。体育健身与传统的医疗保障相比，具有独特的优势和天然的经济性。② "体育是老龄化社会构建国民健康基础、缓解医疗支出压力的重要调节器"，这种调节器的作用一方面可以充分发挥体育锻炼的独特优势，积极防治和改善老年人群的慢性疾病，促进健康；另一方面还可以有效抑制医疗支出规模的攀升，缓解国家社会保障的压力。③

我国社会主义市场经济发展日趋完善，人们的生活水平逐步提高，对社会保障制度的要求也不断提升，老龄化社会带来的挑战较之发达国家更为严峻。新时代背景下，更应重视对疾病的预防，从传统的"事后医治"向"事前预防"转移，社会保障模式也应逐步从传统的医疗保障为主向医疗与体育并重的保障模式转变，这就需要充分重视体育在促进老年人身心健康上的价值与作用，创新发展多元化的健康养老模式，从而积极应对人口老龄化的挑战。

（二）能够丰富老年人晚年生活、拓展社会互动空间

改革开放以来，我国经济和社会的转型发展带来了人们生活方式的巨大转变，许多老年人从鸡犬相闻、熙熙攘攘的村落、四合院来到了鳞次栉比的高楼大厦中生活。物质生活条件和环境不断改善的同时，精神生活的空虚和情感交流的淡漠也带来了老年人群心理上的孤独感和压抑感。同时，随着我国社会人口结构的改变，家庭成员数量普遍减少，看似三世、四世同堂，实际上"空巢老人"却不在少数，子女在老年人生活中的长期

---

① National Blueprint Office：Strategic Priorities for Increasing Physical Activity among Adults Age 50 and Older，Illinois：Human Kinetics Inc.，2002，p. 5.

② 杨越：《体育强国：未来 10 年中国社会经济发展对体育事业的需求》，《体育科学》2010 年第 3 期。

③ 刘路：《新时代体育应对老龄化社会问题的价值审视及策略探析》，《体育文化导刊》2018 年第 8 期。

缺失，自然会带给老人们孤独感与失落感。加之许多老年人在退休后，社会角色骤然失去，人际的交往也随之减少，这对当代我国长期习惯于组织化生活的老年人而言，就等同于失去了"组织认同"。若这些情感落差和心理问题不断持续而得不到解决，将会危及老年人群的健康。

体育健身活动是一种积极健康的生活方式。从内部效用看，运动所产生的多巴胺等内分泌物质可以带来更多的积极情绪，帮助老年人缓解消极的情绪状态，提高生活质量；从外部效用看，体育活动可以为老年人拓展生活空间，创设新的交际平台，从而促进社会交往的增加，使不良的心理情绪和压力在不断提升的交流与互动中得到释放。同时，老年人地缘和趣缘等社会关系纽带也在体育活动的过程中得到强化，这在一定程度上弥补了因"空巢"而导致的"家庭缺位"及因退休而带来的"角色缺失"。当然，体育活动还有着较强的游戏性和娱乐性，许多传统的体育活动项目并不需要专业的运动技能，对机体的体能要求也不高，自娱自乐和游戏消遣的活动形式能够满足老年人的身心需求，并使其在活动中得到愉悦的情感释放。

老年人群除拥有共性的生理性特征之外，还存在着鲜明的历史印迹。这些老人都是从计划经济时代的群居生活中走来，在集体化的氛围中成长，其生活方式和思维观念都为集体主义行为所建构，即使人至老年，仍表现为对群体生活的美好憧憬和热情参与。然而在市场化改革的进程中，老年人失去了群居环境，不得不面对一个"孤独的个体化时代"。在此背景下，类似广场舞这样特色鲜明的体育活动形式受到了我国老年人的热衷与欢迎，既满足了生理层面的健身需求，又唤起了他们的回忆，让他们找到了共鸣，通过酣畅淋漓的身心体验填补了生活的单调与乏味。

（三）能够积极促进老龄化的实现、保持老年人社会生产性

20 世纪 90 年代，世界卫生组织相继提出了"健康老龄化"和"积极老龄化"的概念。特别是积极老龄化实现了从"以健康需求为基础到以健康权利为基础"的转变，它强调健康是老年人的权利，倡导老年人主动融入社会，在心理、精神和社会参与等方面都保持健康的状态，不断参与社会事务，提高老年人群的生活质量和生命质量。① 在世界卫生组织提出的关于积极老龄化的理论框架中，"健康""保障""参与"构成了三位一体的模式，老年人的健康是目标和基础，社会保障是老年人维持健康、回报社会的必要前提，社会参与是塑造健康的充分条件。在老龄化社会中，从马斯洛的需求层次理论看，"老有所养"是满足老年人生理层面的需求；"老有所乐"是满足老年人情感和归属的需求；而"老有所为"则是为了满足老年人最高层次的需求，即"尊重的需要"和"自我实现的需要"。老年人具有丰富的人生阅历、专业知识和生产技能，在健康的保障下，能够继续参与社会的发展，为社会做出自己的贡献。从人力资本理论看，健康资本是现代社会人力资本的主要组成部分，而体育健身活动是健康资本的重要构成要素，体育健身的投资贯穿于人的生命全周期中，其收益时间最长、投资回报最高。在老龄阶段，继续坚持体育健身活动是对个体健康的投资，同时也是对社会生产活动中人力资本的投资。

"体育是继续保持老年人工作能力、发挥其余热的保障行为。"② 通过体育锻炼对老年人群身心健康的干预，在保障生理层面健康的同时，可以继续保持其生产性，为社会发展提供相应的动力，同时，老年人以志愿者或指导者的身份参与体育活动，能够在一定程度上弥补自身因职业角色丧失而带来的失落和不适。在西方国家，老年人在体育领域的"再就业"非常普遍，如荷兰拥有世界上最高的志愿者工作参与率，并且没有受到人口老龄化加速的影响，其中很重要的因素正是老年人群极高的参与率。为进一步促进受教育水平较低的老年人社会参与，荷兰政府还在体育领域开展了运动培训，激发老年人参与体育活动的热情，使其更好地融入社会，从而促进个体健康。美国的多功能老年中心（Senior Centers）是美国 60 岁及以上老年人聚会活动的重要场所，许多老年人志愿在其中担任体育指导和服务的工作。德国的民间运动俱乐部鼓励老年人体育义工的参与等。

---

① 世界卫生组织：《积极老龄化政策框架》，华龄出版社 2003 年版，第 12 页。
② 杨越：《"人口红利窗口期关闭阶段"的中国体育发展战略研究》，《体育科学》2011 年第 1 期。

当下我国所提倡的"老有所为"与西方语境下的"积极老龄化"概念类似。老年人本身是"社会财富的积极创造者和社会进步的积极贡献者"，不应再被视为社会的负担，国家、政府和社会应当保证、赋予老年人健康获得和社会参与的权利。通过体育将老年人融入其中，鼓励"老有所为"，并使其获得满足感、提升成就感，进而实现自身价值无疑具有积极的作用和意义。

二　现实困境之诉求：老年人体育健康促进之优化提升的现实需要

首先，从外部环境来看。市场化、全球化的浪潮席卷我们迈向了一个前所未有的变革时代，正如多纳休指出的那样："我们生活在动荡的时代（turbulent times）。毫无疑问，它总是如此，但21世纪的压力与动荡更胜以往。"① 夹杂在这样变革与动荡时代中而来的是全球范围内的人口老龄化，伴随老龄化社会在我国发展程度的不断加深，需要各个系统和领域及时回应，做出有效的应对。当前，关于老龄化社会问题的应对往往立足医疗护理和养老保障事务，关注的是社会承载能力建设，而忽视了老年人健康体魄对自身发展和社会有序运行的功用。出于维系老年人身心健康的目的，推进积极老龄化与健康老龄化，恰恰是体育系统应该能够承担的基本职责。事实上，近年来随着我国国家综合实力的提升和体育改革的深入发展，体育的价值也在悄然发生着变化，从力争大赛夺金、奥运争光，向关注国民身心健康、满足大众休闲娱乐、发挥经济新增长点的方向转变。因此，上述两者在当下的碰撞与结合，意味着体育系统在应对社会人口老龄化方面需要进一步优化提升。现阶段，我国老年人体育健康促进的发展相对滞后，并且在实践的过程中不同程度地出现了许多问题。例如，由于老年人参与体育活动的场地资源匮乏而带来的公共秩序问题；由于老年人体育服务、产品供给不足所带来的公共服务问题，等等。这就要求从老年人体育健康促进的实践层面进行改进，以适应外部环境的变革与发展。

---

① John D. Donahue, Richard J. Zeckhauser, *Collaborative Governance：Private Roles for Public Goals in Turbulent Times*, New Jersey：Princeton University Press, 2011, p. 1.

其次，从内部适应来看。老年人体育健康促进的发展需要满足自身的可持续发展，以自身体系的构建来适应社会发展的要求。当前，我国老年人体育健康促进内部多元的利益相关者关系网络已然形成，但内部各方主体的关系还未理顺，并没有实现从"多元混治"向"多元共治"的转变。这就使得老年人体育健康促进的实践发展很难达到预设的效果，难以满足其可持续发展的目标和更好地应对老龄化社会的需要。

由此可见，我国老年人体育健康促进的优化提升，是其外部环境与内部适应的双重需求。而面对其中存在的问题，无论是以"规则"著称的政府体制，还是以"效率"见长的市场机制，抑或以"志愿"闻名的社会机制，都无法单独完成有效治理。同时，随着政府内部机构、政府与社会、政府与市场之间的界线逐渐被打破，各方主体之间的合作成为解决社会事务的常态，协同治理（collaborative governance）作为一种复杂公共事务治理的范式成为我国老年人体育健康促进优化提升的必然选择。

三 研究现状之需要：老年人体育健康促进理论体系的丰富发展

从老年人体育健康促进的研究内容体系来看，大致可以分为理论研究和实证研究两个部分。其中实证研究以运动人体科学专业方向的运动促进老年人健康的微观干预为主，该类研究通过对运动与健康的量效关系进行实验设计或流行病学调查，针对相关关系或因果联系展开探索；而理论研究则更加侧重于社会学层面对于现象的剖析和问题的思辨。任何现实社会的重大变革都会在理论世界有所映射，在全球化、后工业化的社会进程中，高度复杂性和高度不确定性是这个时代的社会特征。[1] 我们所面临的"外部环境变迁、资源配置的不均衡以及非理性因素的干扰"都是不确定性的来源，[2] 老年人体育健康促进的实践活动同样需要面对这样的发展困境。

因此，从基础性研究的角度来看，如何诠释我国老年人体育健康促进的协同治理意蕴，为后续研究提供方向和思路；从功能性研究的角度来

---

① 张康之：《合作的社会及其治理》，上海人民出版社 2014 年版，第 23 页。

② 金太军、鹿斌：《协同治理生成逻辑的反思与调整》，《行政论坛》2016 年第 5 期。

看，怎样结合协同治理的运作逻辑，最大程度发挥其解决老年人体育健康促进中所存在的公共问题的功效；从经验性研究的角度来看，国内外不同理论话语体系中老年人体育健康促进协同治理的概念解读和分析框架是否存在差异，实践举措是否存在共性和可供借鉴的地方；从对策性研究的角度来看，当前我国老年人体育健康促进是否具备了协同治理的环境和条件，如何才能促成协同治理的成效。这些问题都值得进行深入探讨，并以此进一步丰富和完善老年人体育健康促进的理论研究体系。

第二节　文献综述

一　国内相关研究综述

老年人体育健康促进是以老年人为对象，通过体育活动的方式维持和改善其身心健康、加强社会交往的实践行动。当前国内相关研究主要围绕老年人体育的主题而展开。在中国知网（CNKI）数据库中，以"老年体育""老年人体育""老年人身体活动"或者"老年人体力活动"为主题词进行检索，共可查到3603篇文献，其中CSSCI来源期刊（含扩展版）文章155篇。布拉德福定律认为："大多数关键文献通常会集中发表于少数核心期刊。"[1] 因此，本书以中文社会科学引文索引（CSSCI）来源期刊（含扩展版）上与老年人体育研究相关的文献为研究对象。[2] 经统计发现，我国老年人体育研究的论文累积数量以线性方式增长，而非指数方式快速增长（如图0-1所示）。根据普莱斯的文献逻辑曲线增长理论推测，老年人体育研究已进入相对成熟的时期。

在研究主题上采用聚类分析（Cluster　Analysis）的方法，利用

---

① 邱均平：《信息计量学（四）第四讲文献信息离散分布规律——布拉德福定律》，《情报理论与实践》2000年第4期。

② CSSCI由南京大学与香港科技大学于1998年研制，能够入选CSSCI的期刊都是社会科学领域各个学科中学术水平较高、社会影响较大、编辑出版较规范、能够体现各学科最新研究水平的重要学术刊物。参见邹志仁《中文社会科学引文索引（CSSCI）之研制、意义与功能》，《南京大学学报》（哲学·人文科学·社会科学版）2000年第4期。

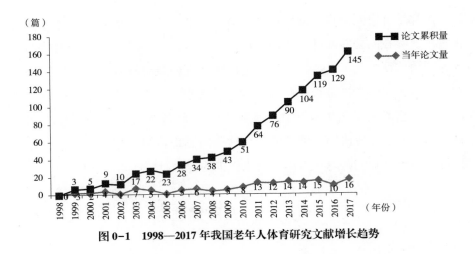

图 0-1　1998—2017 年我国老年人体育研究文献增长趋势

CiteSpace 软件对样本文献的关键词绘制共现图谱，得出老年人体育研究的聚类视图（如图 0-2 所示）。聚类视图中的模块值（Q 值）和平均轮廓值（S 值）是评判图谱绘制效果的重要依据，一般而言，Q>0.3 意味着划分出来的社团结构是显著的，S>0.7 说明结果是高效合理且令人信服的。[①]本研究的聚类图谱 Q 值和 S 值分别为 0.7284 和 0.9068（见图 0-2 左上角），说明聚类的结果是合理可信的。

采用 CiteSpace 软件运行共得出 23 个聚类。由于该结果是系统依据 TF * IDF 加权算法对聚类标签自动加以命名而生成的，为更加客观地呈现各个研究热点的内部知识结构，形成系统的研究主题，笔者将 23 个聚类结果进一步归整，结合客观分类和主观判别，最终确定了老年人体育研究（1998—2017 年）的五个研究主题。

（一）老年人体育健身活动的理论与实证研究

本书研究主题主要包含 4 个知识群聚类（#1 休闲体育、#5 体育健身、#7 健身活动、#9 开展现状）。早在 20 世纪 90 年代，我国学者就意识到未

---

①　陈悦、陈超美、刘则渊：《CiteSpace 知识图谱的方法论功能》，《科学学研究》2015 年第 2 期。

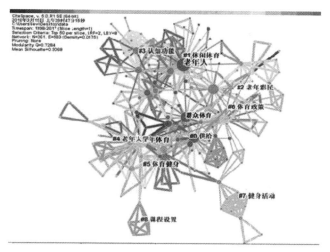

图 0-2　我国老年人体育研究关键词聚类图谱（部分）

来十年，我国即将进入老龄化社会，面对复杂的老龄问题，体育可以发挥其独特的功能，为社会的协调发展贡献力量。苏连勇站在宏观的战略角度，审视老年人体育的发展问题，并提出健身作为老年人体育的基本功能，通过体育活动可以促进老年人的身心健康，起到防病祛病、延年益寿的效果，同时还能够扩大老龄者的交际范围，维持社会平衡等功能。① 任海注意到全球范围内严峻的老龄化形势，并介绍了西方发达国家积极开展老年人体育以应对老龄化的研究成果，但我国对此仍未足够重视，竞技体育的锻炼理论是否适用于老年人没有得到深究，并呼吁变革消极的传统观念，通过体育活动促进老年人的身心健康，减轻社会的负担，倡导建立刚健有力、生气勃勃的老年社会图景以取代悲凉的灰色画面。② 此后，老年人体育基本理论研究主要集中在老年人体育的特征、意义、功能及健康价值等方面。孟和在老龄化社会初期，针对老年人体育的特征进行归纳分析，认为新时期我国老年人体育的发展应重视对生活方式的理论研究，挖掘适合老年人群的康乐活动，倡导制定老年人体育规划，加强对老年人体

---

①　苏连勇：《略论老年体育的几个问题》，《天津体育学院学报》1990 年第 2 期。

②　任海：《老年体育对传统体育观念的挑战》，《体育与科学》1993 年第 5 期。

育的管理。① 杨家坤等研究认为，发展老年人体育的意义不仅在于促进老年人群的身心健康和社会适应，还有利于提高社会和经济效应，减轻家庭的负担，并有利于社会精神面貌的改变。② 周晓东对福建省老年人体育发展的若干问题进行研究，并提出老年人体育的价值定位是健康、快乐和有所作为，在老年人由"单位人"向"社会人"转变的过程中，应当重视社区作为老年人体育活动载体的功能。③

　　发展老年人体育，就是为了引导更多的老年人积极参与体育活动，充分发挥体育的休闲性和健身性，从而起到改善老年人身体机能、促进其身心健康的效果。为了获取我国老年人体育健身活动的参与现状、特征、形式及影响因素等，许多研究者进行了相关的调查研究。此类研究开始于1999年，肖焕禹等分别对中国长春市和日本仙台市的老年人群体的体育活动状况进行调查和对比研究，④ 针对两个地区老年人体育活动场所方面的差异，建议增加我国的群众体育设施并积极开放现有的体育场馆。此外，还有大量的针对我国不同地区老年人体育健身活动的研究，例如，王雪峰、程鹏宇、邵雪梅、黄山、王红英、高沐阳等分别对我国广州城区、河南城区、天津城市社区、安徽城市社区、上海市和山东省聊城市的老年人体育健身现状进行调查与分析。

　　同时，为了进一步明确老年人体育发展的必要性，加强对老年人体育的意义和内涵认识，许多学者以思辨研究的方法对此展开探讨，例如：眭小琴等在分析我国老龄化社会特点的基础上，⑤ 认为发展老年人体育有利

---

① 孟和：《新时期老年体育特征及对策》，《北京体育大学学报》1994年第1期。

② 杨家坤、张晓侠：《发展老年体育的意义及效应》，《上海体育学院学报》2000年第1期。

③ 周晓东：《对福建省老年人体育发展若干问题的研究》，《中国体育科技》2000年第1期。

④ 肖焕禹、潘永芝：《中国长春市与日本仙台市老年体育现状调查研究》，《北京体育大学学报》1999年第4期。

⑤ 眭小琴、赵宝椿、李田：《发展我国老年体育的意义与对策》，《北京体育大学学报》2006年第11期。

于提高老年人生活质量，提高社会和经济效应，并在一定程度上减轻社会和家庭的压力；裴立新提出社会人口老龄化是我国继环境、资源问题之后，21 世纪将要面临的最为严峻的社会问题，[①] 详细阐述了老年体育发展的必要性和艰巨性，认为老年体育问题的解决需要依赖具体的社会实践活动，基于研究梳理出的问题与困境，作者还有针对性地提出了一些解决思路和对策方案，即使现在看来，这些思路与对策也具有一定的理论高度和较强的可操作性。郑志丹认为，[②] 老年体育是实现健康老龄化的重要途径，面对人口老龄化带来的挑战，老年体育不仅能够更好地促进老年人健康，一定程度上减轻国家、社会和家庭的负担，还可以扩展老年人的社会活动空间，实现社会角色的继续和社会价值的创造。

综上所述，这一主题的文献内容主要涉及老年人体育活动的理论研究和现状调查分析，通过此类研究加深了对老年人体育健身活动的认识，丰富了老年人体育研究的理论体系，也获取了相应时期内老年人体育活动开展的状况。但是，许多理论研究所提出的对策与建议相对宽泛，解决问题的可操作性还不足，并没有运用社会学丰富的理论体系透过现象洞察本质，深刻分析老年人体育的社会价值与意义；而实证类现状调查研究缺乏对数据的深度挖掘，分析不足，如黄森所言，[③] 此类研究还存在着研究方法单一、调查的内容结构雷同、研究结果缺乏可信度等缺陷。

（二）老年人体育管理研究

本研究主题主要包含 3 个知识群聚类（#0 供给、#6 体育政策、#13 群众性体育组织）。我国老年体育人口的不断增长给老年人体育的组织和管理工作提出了更高的要求，而当前的组织管理体系还存在着许多问题。王凯珍等分析指出体制的不健全、管理部门权责模糊以及公共管理能力欠缺

① 裴立新：《我国老龄化现状分析及老年体育对策研究》，《体育与科学》2001 年第 3 期。

② 郑志丹：《健康老龄化视野下我国老年体育发展对策研究》，《山东体育学院学报》2011 年第 12 期。

③ 黄森：《迈向老龄时代的中国老年人体育研究述评》，《上海体育学院学报》2013 年第 3 期。

等问题制约着我国老年人体育事业的发展。① 老年人体育的发展需要政府提供完善的体育公共服务作为支撑，但由于现实存在着信息不对称的现象，② 导致了体育的供给脱离甚至忽视老年人实际的体育需求，这就降低了老年人体育公共服务的供给效率。刘玉分析认为，③ 我国老年人体育公共服务的核心是"老年需求"，应当重塑以满足需求为核心、以多元合作为基础的老年体育服务体系；杨成等以广场舞为例，深入分析了我国老年人体育公共服务存在的问题，提出广场舞这一中国特有的老年人体育活动所出现的问题实质上是"老龄化社会背景下体育公共服务供需矛盾关系失衡的表现"④。事实上，政府对老年人的体育活动只能提供最基本的保障，面对老年人群多元化的体育需求，还需要寻求一些其他的管理形式和途径。汪流提出通过"老年人体育协会"的力量进行组织化管理，从而一定程度上减轻政府的压力，降低政府管理的成本。⑤ 新形势下，如何进一步落实强化政府对老年人体育公共服务的职能，完善相应的制度性和组织性保障，通过培育和发展体育社会组织来规范引导老年人的体育活动还有待进一步研究论证。

此外，老年人体育政策也是近年来研究的热点之一。西方许多发达国家的老龄化进程先于我国，在应对的过程中有许多值得我们借鉴学习的经验，而老年人体育政策的制定和执行正是其中之一。美国涉及老年人体育的政策文本多达 41 项，无论从理念、运行还是战略发展角度看，都有许多可取的成功经验。我国学者以美国的老年人体育政策为研究对象，展开了

---

① 王凯珍、王庆锋、王庆伟：《中国城市老年人体育组织管理体制的现状调查研究》，《西安体育学院学报》2005 年第 1 期。

② 王占坤：《老龄化背景下浙江老年人体育公共服务需求与供给的实证研究》，《中国体育科技》2013 年第 6 期。

③ 刘玉：《我国老年体育公共服务体系的解构与重塑》，《体育文化导刊》2014 年第 2 期。

④ 杨成、寿在勇：《老龄化社会背景下我国体育公共服务供给的缺位与补位——以广场舞为例》，《沈阳体育学院学报》2015 年第 2 期。

⑤ 汪流：《老年体育的"组织化"管理：讨论与思考》，《西安体育学院学报》2016 年第 3 期。

较多的分析与讨论，例如，湛冰等以量化的方式对美国老年人体育政策文本进行定性研究，[①] 深入剖析了其政策工具选择、组织及偏向的成功之处，也提出了美国老年人体育政策制定中所存在的问题；李承伟将中美的老年人体育政策进行对比研究，[②] 认为在政策的指导理念、目标、内容及效果评价体系等方面都存在着差异。此外，刘会平、徐士韦等人还对德国、芬兰和澳大利亚等国的老年体育政策进行了研究。这些有关域外国家老年人体育政策的介绍与评析为我国老年人体育政策体系的完善提供了许多有益的构想与建议。

（三）老年人参与体育活动的心理研究

本研究主题主要包含 3 个知识群聚类（#2 老年彩民、#3 认知功能、#16 自评健康），其中"老年彩民"的聚类结果较为突兀，字面看来是产业经济学方面的研究，但笔者仔细阅读相关文献发现，此类研究主要是对我国老年彩民购彩心理、行为特征以及与生活幸福感、满意度关系的探讨分析。例如，邵继萍等对老年彩民和非老年彩民购彩心理和特征进行了对比分析；[③] 刘炼等研究发现，增加购彩频率有助于提升老年彩民的积极心理效应，并增加其生活幸福感。[④]

老年人对体育的心理认知是影响其参与体育活动的重要因素，无论是出于对个体健康的诉求、增加社会交往的期盼还是角色转换后的心理需求以及心理上的认知都会成为老年人参加体育活动的动力来源。肖大力对老年体育热的现象从社会心理学的角度进行分析，并提出了将这样的热度持

---

① 湛冰、王凯珍：《政策工具视角下美国老年体育政策文本特征分析》，《体育科学》2017 年第 2 期。

② 李承伟：《21 世纪以来中美老年体育政策比较》，《体育学刊》2017 年第 3 期。

③ 邵继萍、刘炼、王斌：《老年体育彩民购彩心理与行为特征》，《武汉体育学院学报》2012 年第 7 期。

④ 刘炼、王斌、叶绿、罗时、樊荣：《老年人购买体育彩票的积极心理效应——幸福度的促进机制研究》，《天津体育学院学报》2014 年第 1 期。

续发展的应对措施。① 魏高峡研究发现，老年人参与体育健身活动是影响生活满意度的重要影响因素，并且与自评健康指标一起对老年人的生活满意度产生交互影响。② 此外，老年人作为特殊群体在参与体育活动的过程中必然存在着风险，而老年人对此的认知直接决定着其运动安全的保障。石岩和宋洲洋针对老年人体育锻炼的风险认知进行了理论和实证两个层面的研究，通过质性研究方法构建了老年人体育锻炼风险认知的理论体系，编制了相应的量表，并进行了定量化的调查与分析。③ 总体而言，这一主题的研究相比其他研究内容而言，更加重视研究方法和工具的选取。既有通过相关问卷和量表的调查测试，获取具体数据进行数理统计分析的量化研究，也有其他主题很少出现的质性研究，研究设计体现出较好的严谨性和较高的科学性。

（四）老年人体育教育研究

本研究主题主要包含 3 个知识群聚类（#4 老年大学、#8 课程设置、#11老年学）。随着年龄的增长，老年人群的身体结构和器官机能都出现了退行性衰变，加之体育活动本身存在着一定的强度和风险，这就需要老年人通过学习掌握一些体育活动的知识和锻炼方法。当前，我国各地区几乎都设有老年大学，这些学校都不同程度地开设体育特色课程，已然成为我国老年人体育教育的重要载体。欧阳柳青提出了老年大学快乐健康教育的目标，老年人的体育教育应当注重增进身心健康，促进个体与群体的相处，从而不断提高老年人的生活质量;④ 桑全喜从老龄化社会对相关人才

---

① 肖大力：《老年体育热的社会心理学解读及其可持续发展思考》，《成都体育学院学报》2008 年第 5 期。

② 魏高峡：《老年人的生活满意度与体育锻炼的相关性研究》，《中国体育科技》2007 年第 2 期。

③ 石岩、宋洲洋：《中老年人体育锻炼风险认知研究》，《体育与科学》2010 年第 1 期。宋洲洋、石岩：《中老年人体育锻炼风险认知的实证研究》，《体育科学》2010 年第 5 期。

④ 欧阳柳青：《对老年大学快乐健康课教学模式的探讨》，《武汉体育学院学报》2003 年第 5 期。

的需求出发，分析了在高校开展老年体育类课程的必要性，并提出了课程设置的初步构想；[1] 董伦红等则对德国科隆体育学院体育和运动老年学（老年体育）的硕士培养方案进行了引介，基于德国的办学经验结合我国实际，提出了老年体育教育人才的培养建议。[2]

综上所述，基于老年人群和体育活动的特殊性，应当充分利用老年大学这样的载体，依靠社会体育指导员的力量加强对老年人的体育教育，从而进一步保障其运动的安全性和锻炼效果。同时，在"健康中国"建设的战略背景下，体育教育应当和健康教育融合推进，相互补充，共同促进老年人的身心健康。

（五）老年人体育产业研究

本研究主题主要包含 3 个知识群聚类（#10 体育消费、#12 养老产业、#18 老龄体育市场）。老龄化社会的发展不仅使我国社会保障体系和国民医疗开支的负担加重，还导致了人口结构的改变、劳动力资源相对萎缩，在一定程度上影响了社会活力、创新动力以及经济的潜在增长率。[3] 但人口老龄化不断加速的同时也带来了"银发经济"的崛起，面对数以亿计的消费群体，老年产业有着广阔的市场前景。张再生等提出"老年体育产业的兴起，不只是一种单纯的体育现象，更重要的是一种社会运动，具有十分重要的社会经济意义"[4]，老年体育产业所蕴含的商机必将在我国拥有极大的发展潜力。金再活等通过对我国老年人体育消费状况的调查分析，[5] 认

---

[1]　桑全喜：《高校体育院系设置老年体育类课程的思考》，《山东体育学院学报》2011年第 4 期。

[2]　董伦红、徐冰、沈纲：《德国科隆体育学院体育和运动老年学硕士培养特点及其启示》，《体育学刊》2015 年第 1 期。

[3]　杨越：《"人口红利窗口期关闭阶段"的中国体育发展战略研究》，《体育科学》2011 年第 1 期。

[4]　张再生、王乃利：《老年健康产业发展现状、规划与对策探讨》，《人口学刊》2001年第 2 期。

[5]　金再活、王淑霞、孙斌：《21 世纪中国老年人体育消费的现状调查及对策分析》，《北京体育大学学报》2006 年第 12 期。

为总体上老年人对体育消费持肯定态度，其消费行为的动机呈现多元化特征；而刘国永也认为，[①] 我国老年人体育消费行为普遍存在，体育消费的观念已被越来越多的老年人所接受。然而从研究角度看，体育消费的相关概念还未统一形成，老年人体育市场开发方面的研究还显薄弱。

《中华人民共和国老年人权益保障法》明确提出"老年人养老以居家为基础"，因此我国老年人的晚年生活主要依赖于家庭。然而，在人口抚养比持续上升的基础上，在青壮年劳动人口大规模流动迁移的影响下，家庭赡养老人的功能不断弱化，这就使得养老产业逐渐成为新兴的产业。韩松等从产业融合的层面对我国养老产业和体育产业的融合发展进行分析，[②] 研究还采用了灰色关联分析法对具体的融合度做了测算，结果显示，融合度仅为 0.6707，反映出体育产业与养老产业的融合较差，两大产业的市场还未形成，且体育养老市场的培育难度很大。王会儒等阐述了"传统养生体育+医疗+养老"的老年健康模式，[③] 通过发挥传统养生体育的独特优势，提高我国老年人群的身心健康和生活质量。这种新型养老模式的理论探讨为促进"体医融合"发展提供了新的见解与思路。

综上所述，这一主题的文献主要涉及老年人体育产业、老年人体育消费、老年人体育公共服务等方面的内容。在我国的体育产业已初步成为国民经济新的经济增长点的背景之下，[④] 这些从不同角度论证老年人体育经济方面的研究具有时机上的及时性，反映出了老年人体育经济研究的一些特点和趋势，也在一定程度上拓展了老年人体育研究的视野。然而，当前的研究多侧重于老年人体育产业以及对老年人体育消费动机、行为和现状

---

① 刘国永：《人口老龄化对体育消费影响的研究进展》，《上海体育学院学报》2012 第 6 期。

② 韩松、王莉：《我国体育产业与养老产业融合态势测度与评价》，《体育科学》2017 年第 11 期。

③ 王会儒、姚忆：《"传统养生体育+医疗+养老"的老年健康干预模式构建》，《中国体育科技》2017 第 3 期。

④ 林显鹏、虞重干、杨越：《我国体育产业发展现状及对策研究》，《体育科学》2006 年第 2 期。

的分析，针对人口老龄化与体育产业、体育消费之间的关系研究还显欠缺，并且现有成果缺乏量化的研究，并没有使用经济学研究领域常用的消费结构、函数等解释型工具，这就使得相关研究的层次缺少深度。

二　国外相关研究综述

老年人体育健康促进的相关研究成果主要来源于老年人体育和老年人健康促进两个领域，而这两个领域的研究成果非常丰富，研究视角涉及宏观政策、中观组织和微观干预等不同的层面，研究内容广泛，且紧密结合本国国情和时代的背景。总体来看，国外学界针对老年人体育健康促进的研究大致涉及以下三种研究路径。

（一）关于老年人体育健康促进政策的研究

在全球范围内的人口老龄化背景下，各国在不同时期都制定了相应的老年人体育健康促进政策，鼓励、支持老年人的体育活动，保障老年人的体育和健康权益。这其中既有专门性的老年人体育政策，也有包含于国家体育健康政策中的具体条款。美国在老年人体育健康促进领域制定、颁布了许多政策。日本向来重视国民健康，也有一系列的老年人体育健康促进政策（如表0-1所示）。

表0-1　　　　美国、日本不同时期的老年人体育健康促进政策一览

国家	年份	政策文本	老年人体育健康促进内容
美国	1980	《国家目标：促进健康/预防疾病》	鼓励多种形式的保健服务，为慢性病患者提供锻炼处方，并作为辅助治疗手段，为65岁以上老年患者和残障人士提供具体的体育锻炼信息
	1990	《健康公民2000：预防疾病和促进健康的国家目标》	健康老龄化的关键因素之一是经常参加体育活动；体育活动可以预防和控制老年人常患的疾病

续表

国家	年份	政策文本	老年人体育健康促进内容
美国	2000	《健康公民 2010：促进健康的国家目标》	经常参加体育活动有助于老年人保持独立生活能力；力量锻炼、柔韧性锻炼对老年人尤其重要，可以延长独立生活的时间，提高老年人的生命质量和生活质量
	2010	《健康公民 2020》	将 65 岁以上老年人分为健康与患有慢性疾病群体，经常锻炼和不经常锻炼群体。建议健康状况良好的老年人参照成年人锻炼指南；强调力量锻炼的重要性
	2001	《国家蓝图：促进中老年人身体活动计划》	"美国第一份专门针对老年人参与体育活动促进健康的综合性规划"，该计划在公共政策、学术研究等6个不同的层面提出了具体的18项对策与倡议
日本	1964	《关于增进国民健康和体质的对策》	倡导通过体育运动和娱乐活动来增强体质、促进健康，大力开展"体质增进国民运动"
	1978	《增进国民健康对策》	以老龄化社会为指向，构建一个健康向上、充满活力的积极社会，并提出了"健康一生"的理念
	1988	《活力 80 健康计划》	制定老年人"增进健康的运动需要量"；研制老年人身体活动指南；大力培养老年人运动健康指导者
	2000	《健康日本 21》	倡导通过运动的方式，延长老年人健康寿命，提高生活品质；增加老年人参与体育活动的比例（目标值：男58%，女50%）；增加老年人日常生活步数（目标值：男6700步，女5900步）；促进老年人运动习惯的养成
	2003	《健康增进法》	确立了《健康日本 21》的法定地位

国家	年份	政策文本	老年人体育健康促进内容
日本	2012	《体育基本计划》	进一步推进老年人体育活动的开展；建成能够满足老年人体育活动需要的场地设施，创设良好的运动环境
	2012	《健康日本21（第二期）》	老年人养成运动习惯的比例（目标值：男58%，女48%）；老年人日常生活步数（目标值：男7000步，女6000步）；通过城市运动环境的规划与建设，进一步促进老年人运动习惯的养成

当然，其他国家如英国、德国、荷兰、芬兰、新西兰等国家也有许多类似的老年人体育健康促进政策，针对这些老年人体育健康促进政策，学者们从政策的制定、实施和评估等多个层面展开了一系列研究，例如，Rütten 等对英国等 15 个欧洲国家的老年人体育政策的制定者进行了半结构化访谈，以评估政策制定者对老年人体育组织目标、资源及义务的看法，结果显示，不同国家政策制定者的评估结果各不相同，如体育部门相对重视老年人体育政策组织目标的实现，而卫生部门则更为看重政策的组织义务。[①] Buman 等认为由于老年人身体机能和行动能力较差，通常更容易受到与健康相关的环境影响，因此他们呼吁让老年人积极参与体育政策制定和宣传的过程。[②] Brooks-Cleator 等分析了加拿大西北地区的老年人体育健康政策，建议开展多部门合作，制定一个适合于整个西北地区老年人的体

[①]　A. Rütten, K. Abu-Omar, P. Gelius, et al., "Policy Assessment and Policy Development for Physical Activity Promotion: Results of an Exploratory Intervention Study in 15 European Nations", *Health Research Policy and Systems*, No. 10, 2012, p. 14.

[②]　M. Buman, S. Winter, B. Cathleen, et al., "Neighborhood Eating and Activity Advocacy Teams (NEAAT): Engaging Older Adults in Policy Activities to Improve Food and Physical Environments", *Translational Behavioral Medicine*, No. 2, 2012, pp. 249-253.

育健康政策，为老年人创设一个更为适宜的体育活动环境。①

（二）关于老年人体育健康促进组织运行的研究

西方国家普遍重视老年人体育健康促进的社会参与，倡导社区、非政府组织、企业和志愿者团体全方位参与实践。例如，美国的多功能老年中心（Senior Centers）是典型的全社会共同参与的案例，该中心是 60 岁及以上老年人聚会活动的重要场所，它为老年人的体育活动、健康促进和信息传递等提供了重要的平台，这些老年中心通过与州、区老龄办签订为老年人服务合同，承担相应的服务责任，从而获得规定的项目拨款。此外，老年人功能社区也能为老年人的体育健康促进提供足够的运动场地，来满足老年人体育活动的需求。Cheadle 等报道了以社区组织方式促进老年人身体活动的干预策略，即西雅图体育活动网络（SESPAN）。该组织策略包括建立两个或更多社区组织之间的联系；建立社区团体和组织的联盟，协助进行更大规模的环境和政策改革，以增加老年人的体育活动。②

场地资源是老年人体育健康促进的活动载体，国外对此也有许多成功的实践案例，例如，新加坡的"老年人游泳方案计划"（Swim FIT 55 + Membership Scheme），③ 该计划面向 55 岁以上的新加坡居民，符合条件的老年人只需要在国家管理的游泳场馆进行信息登记后，就可以极低的年费在这些场馆进行游泳健身活动；在"长者家庭租借与免费运动时段计划"（Senior Citizens Family Concession and Free Slots Scheme）中，老年人同样只要向指定场馆提出申请，即可在非高峰期时段免费使用相应的健身场地设施。

1960 年，联邦德国奥委会提出了"黄金计划"（A Golden Plan for

---

① L. Brooks-Cleator, A. Giles, "Physical Activity Policy for Older Adults in the Northwest Territories, Canada: Gaps and Opportunities for Gains", *Arctic*, Vol. 69, No. 2, 2016, p. 169.

② A. Cheadle, R. Egger, J. Logerfo, et al., "Promoting Sustainable Community Change in Support of Older Adult Physical Activity: Evaluation Findings from the Southeast Seattle Senior Physical Activity Network（SESPAN）", *Journal of Urban Health*, Vol. 87, No. 1, 2010, pp. 67-75.

③ 刘会平、程传银：《新加坡大众体育政策及其启示》，《山东体育科技》2015 年第 1 期。

Health，Play and Recreation）。① 值得注意的是，该计划来自体育组织的倡议，而不是由政府主导发起的，但该项目的资金绝大部分来源于政府拨款，这是并不多见的。该计划在全国范围内修建了包括中等规模的运动场、体育馆、游泳池（馆）等在内的共计 67095 个体育设施，为民众的运动、休闲提供了足够的体育基础设施，老年人也从中受益颇多。1970 年，德国红十字会开展的"keep fit"项目旨在促进老年人参加体育活动，提高其身心健康水平和社会适应能力。红十字会在全国拥有庞大的基础组织，这样的资源优势为德国老年人体育健康促进提供了重要的平台，在项目实施的同时，还非常重视老年人体育指导员的继续教育，不断更新其知识和技能以更好地培训老年人群。20 世纪 80 年代，德意志运动联盟和专业运动协会开始推广老年人体育活动，并加强了老年人群的运动与健康科学研究，老年人体育健康促进进入了系统化发展的轨道。

志愿者团体的参与为老年人体育健康促进注入了活力。荷兰拥有世界最高的志愿者工作参与率，并且没有受到人口老龄化加速的影响，其中很重要的因素正是老年人极高的参与率。为进一步促进受教育水平较低的老年人的社会参与，荷兰政府还在体育领域开展了运动培训，激发老年人参与体育活动的热情，使其更好地融入社会，促进个体健康。为加强老年人的体育参与，美国社会还提供了针对性的教育，例如美国退休者协会等民间组织还提供了运动与健康等一系列的研讨计划，根据个体的兴趣和能力，确立自己独立的生活方式。

（三）关于体育干预手段促进老年人健康的实证研究

当前，这类实证研究主要聚焦于身体活动防治老年人慢性疾病的量效关系。Warburton 认为，② 身体活动和慢性疾病存在着一个线性关系，即越

---

① 王占坤：《发达国家公共体育服务体系建设经验及对我国的启示》，《体育科学》2017 年第 5 期。

② G. Warburton，" A Systematic Review of the Evidence for Canada's Physical Activity Guidelines for Adults"，*International Journal of Behavioral Nutrition and Physical Activity*，Vol. 7，No. 1，2010，p. 39.

缺乏身体活动的人，其患慢性疾病的机率就会越高。大量研究成果证实，通过积极的体育活动能够有效预防老年人心血管疾病、Ⅱ型糖尿病、骨质疏松症、肥胖症、中风、癌症、关节炎等慢性疾病，降低老年人的患病风险率。2009年，美国运动医学学会和心脏学会综合当前的研究成果，共同发表了身体活动对疾病预防和治疗效果的研究结论和推荐锻炼方式（见表0-2）。

表0-2 身体活动的疾病防治推荐

疾病	预防效果	治疗效果	锻炼方式	注意事项
关节炎	有效果，通过肥胖病预防	有效果	有氧，力量和游泳	如肥胖，需足够的运动量以达到减重到合适水平
癌症	有效果，进行有氧锻炼	有效果，提高生活质量，抑制淋巴性水肿，提升心理功能，对肺癌患者治疗明显	有氧和力量练习	
长期障碍性肺病	没有	有效果，对严重肺气肿明显	有氧和力量	在疾病严重的患者中，力量练习更适合；锻炼效果和支气管扩张剂的药物疗效一致
长期肾功能衰竭	有效果，通过预防高血压和糖尿病	有效果，提高练习能力，身体成分，肌肉萎缩，心肺能力，生活质量，心理功能，炎症	力量和有氧	锻炼中要降低心肺和代谢危险因素，力量锻炼效果抵消肾功能衰竭
认知障碍	有效果，有氧锻炼	有效果	有氧和力量	有氧效果机制不清楚，力量练习时需要对老年痴呆者进行监控
充血性心力衰竭	有效果，通过预防冠状动脉疾病和高血压	有效果，能够提升练习能力，存活率，减低心血管疾病危险，提高生活质量		如呼吸困难严重限制有氧活动的话，进行力量训练更可行

疾病	预防效果	治疗效果	锻炼方式	注意事项
冠状动脉疾病	有效果，力量和有氧练习	有效果	有氧和力量	如果心率对训练反应的缺血阈值较低，从事力量锻炼更可行
抑郁症	有效果，有氧锻炼	有疗效	力量和有氧	中到高强度的锻炼更佳
功能性障碍	有效果，有氧锻炼，肌肉力量保护	有疗效	力量和有氧	练习内容选择应针对疾病
高血压	有效果，有氧锻炼	有疗效	力量和有氧	有氧锻炼会降低收缩和舒张压
肥胖病	有效果，有氧锻炼	有疗效	力量和有氧	有氧锻炼会导致能量代谢增加，力量锻炼能够保持瘦体重
骨质疏松	有效果，有氧锻炼	有疗效	力量，有氧，平衡和高强度练习	有氧练习应在身体承受范围之内，多进行些高强度的跳跃练习，力量练习提高肌肉收缩能力，平衡训练防治摔倒
外周血管疾病	有效果，有氧锻炼	有疗效	力量和有氧	血管的影响是系统性的
中风	有效果，有氧锻炼	有疗效	有氧，跑台和力量训练	最有效的治愈锻炼模式还不清楚
二型糖尿病	有效果，有氧锻炼和力量	有疗效	力量和有氧治疗	每72小时练习一次，中高强度练习最有效

总体而言，老年人的身体活动与疾病之间存在一种剂量—患病率（Dose-Response）的关系，Boyle 研究报道,[①] 老年人每周多活动 1 小时，其患瘫痪的概率会减少 7%，而每天多活动 1 小时的老年人，其概率会减少 40%—

---

① B. Boyle, "Physical Activity is Associated with Incident Disability in Community‐Based Older Persons", *Journal of the American Geriatrics Society*, Vol. 55, No. 2, 2010, pp. 195‐201.

50%；Leveille 等研究报道,[①] 经常锻炼的老年人死亡率能够下降 53%；Ostbye 等定量了老年人体育锻炼和丧失日常活动能力的发生率之间的线性关系，即经常高强度锻炼者约为 20%概率，中等强度者约为 40%概率，低强度者约为 50%概率；[②] Brink 研究报道，高活动量者的老年人功能能力丧失率仅为不活动者的 40%，中活动量者为 60%；[③] Christensen 等研究报道了有关老年身体活动与疾病发生率的纵向研究结果，70 岁积极锻炼的老年人和不锻炼老年人相比，在 75 岁时，其丧失活动能力的机率仅为 17%。[④]

此外，值得注意的是近年来身体活动经济性的研究成为学术界研究的热点问题之一。身体活动的缺乏不仅导致全球范围内的死亡率上升，而且还引发了医疗成本的大幅度增长。Colditz 等研究报道,[⑤] 在美国，由于缺乏身体活动导致国家每年 240 亿—760 亿美金的医疗开支，相当于美国 2.4%—5.0%的国家医疗开支；Katzmarzyk 等指出加拿大 1999 年度的国家医疗开支中有 2.5%（21 亿美元）是由于国民缺乏身体活动所导致，如果每年增加 10%的体育锻炼，将会为国家节省 1.5 亿美元的医疗开支；[⑥]

---

① S. Leveille, J. Guralnik, F. Luigi, et al., "Aging Successfully until Death in Old Age: Opportunities for Increasing Active Life Expectancy", *American Journal of Epidemiology*, No. 7, 1999, pp. 654-664.

② T. Ostbye, D. Taylor, K. Krause, et al., "The Role of Smoking and Other Modifiable Lifestyle Risk Factors in Maintaining and Restoring Lower Body Mobility in Middle-Aged and Older Americans: Results from the HRS and AHEAD", *Journal of the American Geriatrics Society*, Vol. 50, No. 4, 2002, p. 36.

③ V. Brink, "Duration and Intensity of Physical Activity and Disability among European Elderly Men", *Disability & Rehabilitation*, Vol. 27, No. 6, 2005, pp. 341-347.

④ U. Christensen, N. Stovring, K. Schultz-Larsen, et al., "Functional Ability at Age 75: Is There an Impact of Physical Inactivity from Middle Age to Early Old Age?", *Scandinavian Journal of Medicine & Science in Sports*, Vol. 16, No. 4, 2010, pp. 245-251.

⑤ H. Colditz, A. Graham, "Economic Costs of Obesity and Inactivity", *Medicine & Science in Sports & Exercise*, Vol. 31, No. 1, 1999, p. 663.

⑥ P. Katzmarzyk, I. Janssen, "The Economic Costs Associated with Physical Inactivity and Obesity in Canada: an Update", *Canadian Journal of Applied Physiology*, Vol. 29, No. 1, 2004, pp. 90-115.

Allende等研究报道，① 约3%的英国国家医疗开支是由于国民缺乏身体活动所致，每年造成国家直接经济健康损失达10.6亿英镑。Zheng 等研究报道，②在澳大利亚，如果人们每周进行5—7次、每次一小时以上的步行活动，将会节省国家4.199亿美金的国家医疗开支。Pratt 等指出，身体活动经济性的评估对于每个国家的公共健康政策至关重要，国家医疗支出应关注于促进国民积极参与身体活动，从而使国民的公共健康水平真正得到提高。③

而在老年人群中，更是存在着体育活动促进健康的经济性问题，对此，许多学者做了相关的研究（如表0-3所示）。

表0-3　　　　　　　体育锻炼节省医疗开支的老年人研究

研究者	国家	研究内容	受试者	人数	经济化数额
Ackermann（2003）	美国	20个月锻炼课程实验	65岁以上	4456	节省医疗开支5.7倍
Leigh（1992）	美国	12个月，健康习惯问卷，提高锻炼的私人建议	65岁以上	5686	直接节省医疗开支5倍
Leveille（1998）	美国	12个月，基于老年慢性疾病中心锻炼课程	70岁以上慢性病患者	201	节省医疗开支4倍
Munroll（1997）	英国	无时间限定的每周2次的有氧健身课程	65岁以上		每年节省330英镑
Robertson（2001）	新西兰	6个月，家庭健身指导	75岁以上	240	减少医疗开支2倍
Wilson（2001）	美国	12个月，每周两次太极拳	80岁以上护理院群体		节省医疗开支1.1倍

① S. Allender, C. Foster, P. Scarborough, et al., " The Burden of Physical Activity-Related Ill Health in the U. K.", *Journal of Epidemiology and Community Health*, Vol. 61, No. 4, 2007, p. 344.

② H. Zheng, F. Ehrlich, J. Amin, " Productivity Loss Resulting from Coronary Heart Disease in Australia", *Applied Health Economics and Health Policy*, Vol. 8, No. 3, 2010, pp. 179-189.

③ M. Pratt, A. Orozco, M. Hernandez-Avila, et al., "Obesity Prevention Lessons from Latin America", *Preventive Medicine*, Vol. 69, No. 10, 2014, pp. 120-122.

三 简要述评

通过对国内外相关研究成果的梳理可见，国外对老年人体育健康促进的研究总体上体现出以下特点：（1）研究突破学科界限，注重多学科交叉的研究手段和方法；（2）研究紧贴社会背景，注重时代变迁与老年人体育健康促进的融合；（3）研究覆盖不同层面，注重从多角度探讨老年人体育健康促进的问题；（4）研究遵循科学论证，注重实证方案的设计和严谨数据的支撑。这些无疑都扩大了我们的研究视野，并为国内的老年人体育健康促进研究提供了可资借鉴的研究模板。但是，这些较为成熟的理论体系和实践成果，明显依托于西方发达国家经济社会的发展背景和历史文化，无论是宏观的政策、中观的组织还是微观的干预，其适用性都需要同我国的实际相结合，在发展中去求证效果。相比而言，我国的老年人体育健康促进研究无论在数量还是规模上都有了一定的积累，在实践中也提供了许多有益的参考和依据，但总体上，这些研究的内容和视角上相对单一，缺少跨学科的研究，许多现状调查类研究的内容结构和结果对策都较为相似，而对一些核心概念的研究和基本理论的建构则涉及较少。

这些国内外的研究成果多元丰富，描绘了宏大多彩的学术图景，对于本研究而言确实给予了许多启发：（1）在研究选题上，伴随人口老龄化而来的老年人健康问题，引起了各国学者的广泛关注，而体育作为老年人健康促进的重要手段，如何充分发挥构建国民健康基础、缓解医疗支出压力的调节器作用也理当成为研究的热点。（2）在研究视角上，利益相关者理论源于经济学领域，在处理经济、政治、教育、文化等方面的问题时已有成功的经验，将这样相对成熟的理论应用于老年人体育健康促进具有应然性。（3）在研究内容上，由于西方国家的人口老龄化进程先于我国，而国外学者从不同层面所形成的研究成果和不同国家的具体实践理当可以为我国的老年人体育健康促进提供一定的参考与借鉴。在本书的研究主题下，若能详细梳理域外国家的老年人体育健康促进，分析其利益相关者视角下的具体实践，不仅可以丰富本研究的内容体系，还可以更好地结合实际，为我国老年人体育健康促进提供借鉴。

　　总体而言，老年人体育健康促进研究是具体的社会实践问题，应当将其放置在广阔的社会背景之中，并紧贴时代发展的主题。社会学研究的视野首先需要捕捉各种来自科学理性对社会的探讨，从多学科交叉的交融贯通、合作创新中理解分析问题，并探寻解决之道。老年人体育健康促进的发展与协同治理理论中"多主体共建共治共享"的理念之间存在着天然的契合性，多主体的参与共建需要厘清老年人体育健康促进实践中的主体身份。当前的研究表明，利益相关者理论是识别社会实践活动主体的重要依据，以此为切入点，明确老年人体育健康促进的主体和利益关系，进而通过协同治理实现老年人体育健康促进的有序、协调发展具有一定的逻辑和学理基础。

　　基于此，本书拟以现有的研究成果为起点，在以下三个方面寻求突破。（1）研究背景：在人口老龄化的社会背景和"健康中国"的国家发展战略背景下，推动老年人体育健康促进的协同治理，积极响应"全民健身与全民健康"深度融合的决策部署，以期在理论层面有所突破。（2）研究视角：以"利益"为视角切入，运用利益相关者理论识别我国老年人体育健康促进实践中的利益主体，分析各利益相关者的利益需求，通过剖析现实中存在的利益矛盾与冲突，探寻化解之道，以期在准确性、说服力和政策建议的可操作性方面有所突破。（3）机制构建：在运用利益相关者理论剖析我国老年人体育健康促进现实问题和梳理域外老年人体育健康促进实践经验的基础上，提炼并构建老年人体育健康促进实践的协同治理策略，以期在科学性和系统性方面有所突破。

第三节　研究设计

一　研究对象与方法

（一）研究对象

　　老年人健康促进涉及公共政策、医疗卫生、教育、体育等多个领域，本书立足于通过身体活动的方式促进老年人身心健康的社会实践活动，以"如何更好地推进老年人体育健康促进的优化发展"为核心议题，因此，本书以老年人体育健康促进的协同治理为研究对象。

（二）研究方法

本书在方法论（methodology）取向上将理论研究（theoretical research）和经验研究（empirical research）相结合，在具体研究方法（methods）层面则主要运用了文献研究法、调查研究法和比较研究法。具体而言：

第一，文献研究法。文献研究法是一种既传统又富有生命力的研究方法，其最大的特点在于并不是直接从研究对象那里获取资料，而是去收集和分析现存的、以文字形式为主的文献资料。[①] 笔者通过文献资料的搜集与梳理，检视国内外文献中关于老年人体育健康促进和协同治理的研究成果，了解协同治理的研究现状与创新空间，以及在老年人体育健康促进治理中的适用性，为老年人体育健康促进协同治理的实践构想提供理论支撑。

第二，调查研究法。调查研究法是一种采用自填式问卷或结构式访问的方法，系统地、直接地从一个取自某种社会群体的样本那里收集资料，并通过对资料的统计分析来认识社会现象及其规律的社会研究方式。[②] 笔者通过自制的《我国老年人体育健康促进利益相关者识别调查问卷》对我国老年人体育健康促进的利益相关者进行调查研究，并结合专家访谈法对识别出的利益相关者的分类及利益诉求进行研究，为协同治理的主体设计奠定基础。

第三，比较研究法。涂尔干在《社会学方法的准则》中提出，"只有比较方法适合于社会学"[③]，这一说法凸显了比较研究法在社会学研究中的重要地位，它是探寻因果机制、构建一般性理论的重要手段。笔者通过比较国内外不同理论话语体系中协同治理的概念解读和分析框架，提炼更具本土化的协同治理话语意涵并构建一般性的解释框架；同时选择域外发达国家老年人体育健康促进的实践与我国的现实国情进行比较，分析提出其

---

① 袁芳：《社会研究方法教程》，北京大学出版社1997年版，第392页。

② 风笑天：《社会研究方法》（第四版），中国人民大学出版社2013年版，第143页。

③ ［法］涂尔干：《社会学方法的准则》，狄玉明译，商务印书馆1995年版，第138页。

成功经验对我国老年人体育健康促进优化发展的启示。

二　研究思路与框架

（一）研究思路

本书遵循"提出问题—分析问题—解决问题"的研究思路（如图 0-3 所示）。首先，以问题为导向，在我国老年人体育健康促进的历史演进和现状特征两个层面找寻我国老年人体育健康促进存在的具体问题，并对提炼出的问题进行剖析，阐释老年人体育健康促进协同治理的生成逻辑，将问题的解决转化为协同治理如何回应老年人体育健康促进优化发展的困境。其次，从利益相关者视角入手，对我国老年人体育健康促进的利益相关者进行识别，找寻老年人体育健康促进协同治理的主体，并分析其利益诉求及不同主体间的利益冲突，从利益协调的角度提出解决方式。再次，域外发达国家的人口老龄化进程先于我国，在老年人体育健康促进实践中做出了大量有益探索，从学习借鉴的角度出发，通过分析提炼其实践举措和地域特色厘清老年人体育健康促进的国际路向，为本书的研究提供参考与启发。最后，以我国老年人体育健康促进的协同治理为研究的落脚点，在前文理论研究和域外国家经验研究的基础上，提出我国老年人体育健康促进协同治理的理念定位，构建协同治理的相关机制，为我国老年人体育健康促进协同治理提供切合实际的发展路径。

（二）研究框架

本书主体部分内容概述如下：

第一部分：实践考察——回答我国老年人体育健康促进的实践中可能存在哪些问题。本部分首先对我国老年人体育健康促进的历史发展脉络进行系统梳理分析，再对当前新时代背景下老年人体育健康促进的现状特点进行归纳总结，以此在历史演进和现状特征两个层面找寻我国老年人体育健康促进存在的具体问题。社会学对于问题的解读有着丰富的视角，本书从利益相关者视角对老年人体育健康促进中存在的问题进行辨识，为后续研究奠定基础。

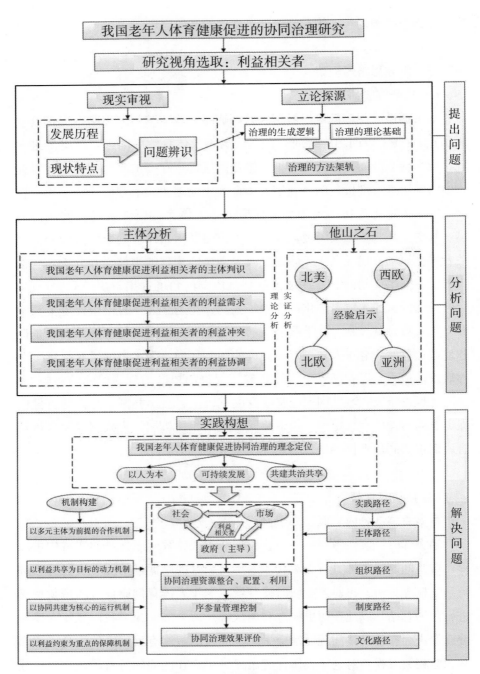

图0-3 本书研究内容技术路线

第二部分：立论探源——回答我国老年人体育健康促进为何要进行协同治理及研究的理论基础。本部分在前文老年人体育健康促进问题辨识的基础上，阐释老年人体育健康促进协同治理的生成逻辑，拟从内生动力、外部条件和实践要求三个方面进行逻辑推演；通过对相关理论的阐述，明晰研究的理论依据，并从中找到后续研究的理论切入点和立足点，为老年人体育健康促进的协同治理进行方法上的架轨。

第三部分：主体识别——回答理论层面我国老年人体育健康促进协同治理的主体来源。本部分旨在对老年人体育健康促进协同治理的主体来源进行识别与分析，协同治理的关键在于多元主体的共同参与、共同决策、共同行动，因此主体的找寻是实现协同治理的关键环节。利益是驱使相关主体参与到老年人体育健康促进治理的动力来源之一，治理主体也必然在老年人体育健康促进的实践中存在着利益诉求。利益相关者与治理主体之间存在着天然的契合与必然的联系，本部分通过利益相关者理论对我国老年人体育健康促进的利益相关者进行主体识别，并分析这些利益相关者利益诉求的形成原因、具体内容和实现方式。

第四部分：主体分析——回答实践层面我国老年人体育健康促进中各方主体的矛盾与冲突及利益协调实现方式。由于老年人体育健康促进中各方主体的利益诉求不同，其掌握的资源和利益实现方式也各异，因此，在实践中必然会产生一定的矛盾与冲突。通过对主体间利益冲突的表征进行分析，阐明冲突形成的机理，并从利益协调角度提出调适的方式，为后续我国老年人体育健康促进协同治理的实践构想提供理论支撑。

第五部分：他山之石——回答域外国家老年人体育健康促进协同治理的经验与启示。本部分对域外发达国家老年人体育健康促进的实践进行考察，西方国家的老龄化社会进程先于我国，在老年人体育健康促进领域也做出了大量的有益探索。通过分析提炼域外发达国家关于老年人体育健康促进的实践举措和地域特色，分别对不同地区的实践进行经验举要，厘清老年人体育健康促进的国际路向，为我国老年人体育健康促进的实践发展提供具有借鉴价值的具体范本。

第六部分：实践构想——回答实践层面我国老年人体育健康促进应当

如何展开协同治理。本部分旨在提出我国老年人体育健康促进协同治理的实践构想，在前文理论研究和域外国家经验研究的基础上，明确我国老年人体育健康促进协同治理的逻辑架构，并提出我国老年人体育健康促进协同治理的理念定位，构建协同治理的逻辑框架和运行机制，为我国老年人体育健康促进协同治理提供切合实际的发展路径。

三　研究价值与创新

（一）研究价值

在理论上，探索了政府、社会、市场协同治理老年人体育健康促进实践的内在逻辑和机制框架，拓展了具有中国特色的老年人体育健康促进理论研究体系，深化了协同治理理论在不同领域的应用，为体育系统有效应对老龄化社会提供依据。

在实践中，主张构建老年人体育健康促进的协同治理机制，有助于促进政府公共体育服务的职能转变，有助于推动老年人体育健康促进实践的治理及优化发展。本书拟阐释的政府、社会与市场的多主体协同治理的机制与路径，为相关部门提供改革的思路和参考，最终助力"健康中国"国家战略的目标实现和"老龄化社会"的系统应对。

（二）研究可能的创新之处

1. 学术思想方面的特色和创新

在我国人口老龄化的社会背景和"健康中国"的国家发展战略背景下，系统探索我国老年人体育健康促进的协同治理研究具有相对独特的研究视角。协同治理作为一个学术概念，被视为超越新公共管理和新公共服务的理论范式，成为治理理论的前沿学说。而现有研究或聚焦协调过程的某一环节，或分析影响协同治理成败的关键变量，总体呈现碎片化特征。本书通过系统性研究，力求构建一个较为完备的、具有时代特征的老年人体育健康促进协同治理实践体系。

2. 学术观点方面的特色和创新

本书尝试从利益相关者理论切入我国老年人体育健康促进的协同治理

主体，通过对利益相关者的识别与分析为老年人体育健康促进的协同治理厘清主体来源。同时，域外发达国家的老龄化社会进程先于我国，在其应对过程中都可以寻觅到协同治理实践活动的踪迹，然而无论是研究的理论基础，还是具体实践，其内涵都带有一定的西方话语色彩。相比之下，无论我国的老年人体育健康促进实践，还是对协同治理的研究都处于起步发展阶段，许多内容尚未形成共识。从这个角度看，探寻中国现实情境下老年人体育健康促进协同治理的本土化阐释就显得尤为重要。笔者在研究的过程中，无论在逻辑梳理还是实践路径方面均充分考虑我国的现实国情、制度环境和文化传统，具有一定的创新性。

3. 研究方法方面的特色和创新

本书试图将理论研究与经验研究相结合，并在研究过程中寻求两者的平衡。本书以协同治理理论为基础，通过域外发达国家的经验举要，尝试在理论和经验之间架设一座桥梁，构建关于老年人体育健康促进协同治理的中层理论，为实践机制的构建奠定学理基础，在研究方法的整合上具有一定的创新性。

第一章 中国老年人体育健康促进的实践考察

探讨我国老年人体育健康促进该如何进行治理，从逻辑上，必须首先把握当前的老年人体育健康促进存在什么样的问题，从问题入手探寻解决之道。而"考察学术问题最可靠、最必要的就是不要忘记基本的历史联系，看某些现象在历史上是怎样产生的"①。老年人体育健康促进存在的问题蕴含在其发展过程之中，与不同时期老年人体育健康促进的演化特征紧密相连。本章内容力图在梳理我国老年人体育健康促进的发展历程和分析现状特点的基础上，找寻当前老年人体育健康促进实践中存在的问题。问题的解读可以从不同的视角展开，本书以利益相关者理论为基础，因此拟从利益视角出发辨识我国老年人体育健康促进的问题，以便为后续研究奠定基础。

第一节 中国老年人体育健康促进的发展历程梳理

我国老年人体育健康促进是在国家的主导和规范下开展运行的，套嵌于群众体育发展的过程之中，伴随着我国体育改革的不断转型深化而逐步完善，并受经济社会的整体发展和国家政策的宏观调整而影响，与不同历

---

① 孙来斌：《马克思主义"灌输论"的当代视界——"列宁的灌输理论及其当代价值研究"课题成果介绍》，《思想政治教育研究》2015 年第 6 期。

史时期面临的不同矛盾密切相关。本书以《中国体育年鉴》等文献资料和我国老年人体育健康促进发展的标志性事件为主要线索，以国家发展的阶段性社会背景为参照依据，将我国老年人体育健康促进划分为以下三个阶段：起步发展阶段（1949—1994），全面发展阶段（1995—2008），快速发展阶段（2009—2018）。

一　起步发展阶段（1949—1994）

中华人民共和国成立后，我国政府提出了"新中国、新体育、新政策"的要求及"体育工作要实行普及与提高相结合"的方针政策。1949年9月，中国人民政治协商会议通过的《共同纲领》第48条规定："提倡国民体育"；1952年，毛泽东主席发出了"发展体育运动、增强人民体质"的号召，明确了我国体育事业的基本目标；1954年，中央在转批中华人民共和国体育运动委员会关于加强人民体育运动的报告中，明确指出："改善人民健康状况，增强人民体质是一项重要政治任务。"以体育运动促进人民健康成为中华人民共和国成立后发展群众体育的主要任务，老年人体育健康促进也有了最初的环境依托和政策支持。20世纪50年代至70年代，我国的群众性体育活动主要以"社会需要"为本位，重视体育为现代化和国防建设服务的功能。[1] 在1958年国家体委制定的《体育运动十年发展纲要》中，明确要求在十年内4000万国民达到劳卫制标准；1961年，国家体委下发的群众体育工作意见中指出："应根据为生产劳动服务的方针和因地、因时、因人制宜的原则，使群众体育活动的内容和形式更加契合生产劳动、工作、学习的需要，更加有助于劳逸结合，更加有利于逐步增强人民体质。"[2] 而在"文化大革命"的十年间，我国的体育活动多与政治联系在一起，因此在这一历史时期，并没有更多地关注老年人群体，

---

[1]　国家体委政策研究室：《体育运动文件选编（1949—1981）》，人民体育出版社1982年版，第9页。

[2]　国家体委政策研究室：《体育运动文件选编（1949—1981）》，人民体育出版社1982年版，第79页。

同时，这一阶段我国经济社会的发展还处于困难时期，老年人群的主要精力还集中在解决温饱等生活问题上，对体育的需求还不强烈。

改革开放以来，国民经济得到初步恢复，人民的生活水平不断提高，开始更多地关注自身发展，体育塑造健康的功能逐渐引起人们的重视。1982年，国家实行了老干部退休制度，大批干部和社会各个领域的专家在退休后，积极投身健身活动之中，通过体育活动改善自身的健康状况。1983年，中国老年人体育协会成立，同时在全国范围内纷纷建立了地方老年人体育协会和各种老年人体育组织，这些协会和组织使我国的老年人体育健康促进有了重要的组织载体，这对于老年人体育健康促进的宣传和活动开展有着重要的意义，也产生了一定的效果。但是，由于建国初期的重重困难以及"文化大革命"的冲击和破坏，国家的经济基础还很薄弱，政府对于体育事业的投入受到了极大的限制，加之我国重返奥林匹克大家庭，需要通过竞技体育成绩的突破来实现"为国争光"的效果，体育因此成为国家对外宣传和交流的重要工具和手段，这就形成了20世纪末我国以竞技体育为先导的体育发展战略，国家对竞技体育的政策和资源倾斜使得改革开放初期老年人体育健康促进在短暂的发展后遭遇了发展瓶颈。

辩证来看，竞技体育的辉煌成就也不断激发了国民参与体育活动的热情，老年人以改善自身健康、促进人际交往、拓展生活空间为目标的各类体育活动逐渐兴起，太极拳、气功、练功十八法等适合老年人参与的体育活动项目从大中城市向小城镇推广，至1994年，经常参与体育锻炼的老年人群数量达到了3000多万。[①] 在这一历史阶段，老年人体育健康促进逐渐兴起并得到初步发展，但总体存在着一些问题与缺陷，表现为：（1）缺乏思想认识。这一时期国家以计划生育为基本国策，人口工作的重心放在控制人口数量的过度增长，政府似乎并没有意识到20世纪末即将到来的老龄化社会，老龄事业并没有得到社会的关注和政府的支持。（2）缺少政策支持。在这一历史阶段国家并没有制定出台专门性的老龄政策，无论是群众体育政策还是国民健康政策中都没有针对性的老年人体育健康促进的文本

---

① 国家体育总局：《改革开放30年中国体育》，人民体育出版社2008年版，第48页。

内容。没有相关政策的引导，某种程度上导致了"国家缺场"的遗憾。（3）缺失资源配置。20世纪80年代后，我国的体育政策以竞技体育为先导，有限的财政、场地设施等资源也相应地向竞技体育倾斜，这使得本就在群众体育中分量较低的老年人体育所得到的资源配置更加有限。没有固定经费的投入，也缺失场地资源的配置，老年人体育健康促进的发展在困境中缓慢前行。

二　全面发展阶段（1995—2008）

1994年12月，国家计划委员会、民政部等10个部门联合发布了《中国老龄工作七年发展纲要（1994—2000）》，这是我国第一项关于老龄工作的全面性规划文件，该纲要明确提出"组织广大老年人参加各种形式的体育锻炼、健身活动以减少疾病、增强体质、延缓衰老"；1995年6月，国务院颁布了《全民健身计划纲要》，要求"重视老年人的体质与健康问题，积极支持老年人群参加体育健身活动，加强对老年人体育健身活动的科学指导，通过国有体育场地设施的开放，为老年人的体育健身活动提供便利条件"；1995年8月，第八届全国人大常委会第十五次会议通过了《中华人民共和国体育法》，明确规定"全社会应当关心、支持老年人参加体育活动，各级人民政府应当采取措施，为老年人参加体育活动提供方便"，该法案的颁布使老年人群参与体育活动成为受到法律确认和保护的法律行为。[1] 1996年8月，《中华人民共和国老年人权益保障法》的出台使我国老年人的体育权、健康权等合法权益有了法律上的保障，对于老年人群参与体育活动、获取健康服务的正当性和规范性有着重要的意义。[2] 这一系列法案、纲要的颁布（如表1-1所示），从国家层面确立了老年人体育健康促进的地位和价值，保障了老年人参与体育活动的权利，从此，我国的老年人体育健康促进进入了全面发展阶段。

---

① 汪流、王凯珍：《"国家在场"的中国老年体育：回顾与思考》，《武汉体育学院学报》2015年第7期。

② 曹健、刘清瑞：《中国老龄事业发展概览》，华龄出版社2012年版，第17页。

表 1-1　　　　　　全面发展阶段（1995—2008）我国老年人

体育健康促进相关法规一览

序号	发布时间	发布部门	法规名称	相关内容
1	1995.06	国务院	全民健身计划纲要	为老年人群参加体育健身活动提供科学指导和便利条件
2	1995.08	全国人民代表大会常务委员会	中华人民共和国体育法	为老年人群参加体育活动确立法律保障
3	1996.08	全国人民代表大会常务委员会	中华人民共和国老年人权益保障法	进一步保障了老年人的体育权和健康权
4	1999.10	国家体育总局	关于加强老年人体育工作的通知	老年体育工作首个专门性文件
5	2000.01	国家体育总局	老年人体育发展规划	老年体育工作首个专门性规划
6	2000.08	中共中央、国务院	关于加强老龄工作的决定	强调加强老年体育工作，开展多种形式的健康教育
7	2004.08	国家体育总局	关于进一步加强用于全民健身的体育彩票公益金使用管理的通知	为老年人体育活动的开展提供财政支持
8	2005.01	卫生部	全国健康教育与健康促进工作规划纲要（2005—2010）	开展老年健身等多种形式的健康教育活动，提高老年人群的健康水平和生活质量
9	2006.07	国家体育总局	体育事业"十一五"规划	关注老年人群的身体健康，并将老年人体育纳入体育发展的总体规划之中

在这一阶段（1995—2008），我国共进行了三次全国性的群众体育调查（1996 年、2001 年、2007 年）。这三次调查的结果显示，在经常参与体

育锻炼的人口中，65 周岁以上老年人群增幅最大，由 1996 年的 12.48%，到 2001 年的 22.40%，再到 2007 年的 31.79%，老年人参与体育活动呈现高涨的趋势。这不仅与国家层面的政策引导和支持有关，也与这一时期体育领域改革的总体思路紧密相关。20 世纪 90 年代，国家体育运动委员会提出："在体育行政部门领导、协调、监督下，群众体育实行国家办和社会办相结合并以社会化为突破口，调动社会多渠道、多层次、多形式办体育的积极性的方针。各行业、系统、部门的体育工作，由其主管部门负责。提倡、支持社会团体、集体或个人办群众体育。"① 1999 年，国家体育总局发布了《关于加强老年人体育工作的通知》，2000 年，又发布了《老年人体育发展规划》，这是我国第一个关于老年人体育发展的专门性、针对性规划。这些体育系统改革的思路和措施倡导群众体育的社会化，鼓励社会各行各业以各种形式支持老年人体育健康促进的发展。例如，1997年下发的《关于 1996 年度体育彩票公益金用于实施全民健身计划的通知》，开始在全国范围内"配建群众体育活动场地设施"（简称全民健身工程）。其中影响最大的全民健身路径成为老年人体育活动的主要场所，据全国群众体育调查报告显示，"健步走"是老年人参与最多的体育活动形式。

在这一阶段，老年人体育健康促进得到了全面发展，具体表现在：（1）政策体系不断完善。国家从法制层面出台了一系列政策保障老年人参与体育、获取健康的权利和地位，同时，老龄委、民政部、体育总局等部门分别发布了相关政策支持老年人群通过体育活动促进身心健康的行动。（2）经费资源得到保障。国家通过体育彩票公益金、专项拨款等措施为老年人体育健康促进提供了发展经费，此外，在群众体育社会化的倡导鼓励下，企事业单位、社会团体也以各种形式为老年人参与体育活动提供支持。（3）基层工作重点关注。老年人体育健康促进的重点在基层和社区，为提高社会基层对老年人体育健康促进的支持，国家强化了政府对老年人

---

① 国家体育总局：《中华人民共和国体育法规汇编（1993—1996）》，新华出版社 1997年版，第 26 页。

体育工作的领导责任，将群众体育工作列为社会主义精神文明建设的重要内容，并完善了体育先进县（社区）、个人的评比政策，以调动其开展工作的积极性。（4）组织网络初步形成。各类群众体育指导站、体育辅导站、体育活动点、晨晚练（站）点和体育（文体）活动室等是老年人开展体育活动的重要阵地，至 2000 年，全国仅体育指导站的数量就达到了137269 个。以这些站点为基点的点线结合、覆盖面广的老年人体育活动的社会化组织网络已初步形成。

三　快速发展阶段（2009—2018）

2008 年北京奥运会的圆满成功，成为中国体育史上光辉的里程碑。2009 年，时任中共中央总书记的胡锦涛同志提出了"努力推动我国由体育大国向体育强国迈进"的号召。2009 年 8 月，国务院批准设立"全民健身日"并颁布实施《全民健身条例》，实现了全民健身活动的长效化和机制化，我国的全民健身事业进入了一个全新的历史阶段，老年人体育健康促进也迎来了快速发展时期。2011 年 9 月，国务院颁布了《中国老龄事业发展"十二五"规划》，要求"加强老年体育健身工作"，并强调重视老年人体育活动场所的安排、体育组织的建设和全民健身活动的组织等工作，该规划还提出了"经常参加体育健身的老年人达到 50%"的目标。此外，还倡导通过广泛开展健康教育、普及保健知识来增强老年人运动健身的健康意识；2017 年 2 月，国务院颁布的《"十三五"国家老龄事业发展和养老体系建设规划》将老年人体育健康促进提到了一个新的高度上，要求通过"加强老年人健康促进和疾病预防"以及"加强老年体育健身"来健全健康支持体系。这一国家层面的规划将"体育健身"与"健康促进"系统纳入老年人健康支持体系中，使两者的结合更加紧密。此外，国家各部委也纷纷出台了相关政策支持老年人体育健康促进的发展，例如国家体育总局发布了《体育事业发展"十二五"规划》（2011）、《体育总局关于加强和改进群众体育工作的意见》（2015）、《体育事业发展"十三五"规划》（2016）等文件，全国老龄委发布了《关于进一步加强老年文化建设的意见》（2012）、《关于推进老年宜居环境建设的指导意见》（2016）等文件，国家卫生计生委发布了《关于印发老年健康核心信息的通知》（2014）等文件。[①] 这些政策文件关于老年人体育健康促进的篇幅明显增多，具体内容也更加细化，包括了一些量化的考核指标，从不同层面进一步贯彻落实了国家推进老年人体育健康促进的发展规划，推动了老年人体育健康促进的快速发展。

　　在这一阶段国家不仅出台了大量的政策文本，还重视对老年人群参加体育健身活动的宣传引导工作，倡导在全社会形成崇尚和参与体育健身的社会风气，通过体育健身活动的参与形成健康的生活方式。社会媒体也通过报道全民健身活动，开设全民健身栏目等方式从舆论上引导老年人群积极参与体育活动，并通过健身知识和健康知识的宣传为老年人体育健康促进提供科学的指导。此外，老年人体育协会、俱乐部、志愿者团体的数量不断扩大，社会组织网络不断完善，这为老年人体育健康促进的开展提供了组织支持；在我国市场经济不断发展的基础上，老龄产业成为市场投资的新方向，企业的介入为老年人体育健康促进带来了新的活力。在这些因素的共同作用下，我国老年人参与体育健身活动的规模不断扩大，第四次全国群众体育调查数据显示，65 周岁以上老年人经常参与体育健身活动的比例由 12.48%（1996）增加到 40.35%（2015），在我国各年龄段人群中增幅最大。老年人群参与的体育活动形式除了传统的健步走项目之外，还产生了风靡全国的"广场舞"活动。广场舞受场地资源限制小，简便易行，集健身性、娱乐性和社交性为一体，其运动负荷适合老年人群的生理特点，娱乐性能够吸引老年人群的运动兴趣，社交性可以满足老年人的情感需求，正是这些特点获得了老年人群的推崇与热情，也促进了广场舞活动在全国范围内的盛行。

　　在这一阶段，我国的老年人体育健康促进得到了快速发展，具体表现在：（1）国民的强烈需求。随着我国经济社会的高速发展，人民的生活水平不断提升，在物质文明愈加发达的时代，人们更加关注自身的健康状

---

① 范成文、刘晴：《改革开放以来我国老年人体育政策研究》，《体育学刊》2018 年第2 期。

况，认可需要通过体育锻炼的方式增强体质、促进健康。同时，在我国人口老龄化加速发展的背景下，越来越多的老年人群参与到老年人体育健康促进中来，这使得我国的老年人体育健康促进人口规模日益庞大。（2）政府的强力推动。2008 年北京奥运会后，国家密集出台了一系列关于老年人体育健康促进的政策法规和规划文件，为老年人参与体育活动提供了法制保障。特别是一些专门性针对老年人出台的规划文件填补了中华人民共和国成立以来关于老年人体育健康促进的政策空白，从导向层面有效地促进了老年人体育健康促进的快速发展。（3）市场的充分介入。随着市场经济的发展，市场资本广泛介入到老年人体育健康促进中，分担了政府的公共体育服务职能。当然，以盈利为目的的社会企业也在努力挖掘人口老龄化所带来的活力和机遇，积极与政府沟通，以项目外包、资金投入、政策扶持等不同的形式，实现自身的商业利益。

第二节　中国老年人体育健康促进的现状特点判识

2015 年党的十八届五中全会审议通过了《中共中央关于制定国民经济和社会发展第十三个五年规划的建议》，正式将"健康中国"建设上升为国家战略，并提出了"发展体育事业、推广全民健身、增强人民体质"的方针，这"18 字方针"继承发展了毛泽东同志在 1952 年提出的"发展体育运动、增强人民体质"的"12 字方针"，体现了时代性和进步性。在健康中国的战略蓝图中，老年人群的健康是其中的关键环节，《健康中国2030 规划纲要》作为指导健康中国建设的行动纲领，明确提出了"到2030 年，我国平均预期健康寿命显著提高"的具体目标，而这一目标的实现必须通过"加强老年人健康促进和疾病预防"和"加强老年体育健身"来健全健康支持体系。新时代，我国的老年人体育健康促进得到了更新更强的内部驱动力和外部环境支持。

历经几十年的发展历程，当前我国的老年人体育健康促进不仅是群众体育工作的重要组成部分，也是我国老龄事业的重要内容。从时代特质及其发展走向上看，伴随着我国经济社会的不断发展，体育在促进老年人群的健康、应对老龄化社会各种问题上发挥自身的独特价值和现实作用，成为非常现实的话题。老年人体育健康促进不仅可以为老年人群带来直接的健康收益，间接为国家减轻医疗开支和社会保障的压力，同时还能够带动体育健身服务、健康产业等相关"银发产业"的发展。当前，我国的老年人体育健康促进不仅是单纯的个体行为和特殊人群的体育健康促进工作，其承载的内容多元复杂，从健身活动的开展、组织体系的构建、实践运作的过程、活动内涵的转变等方面都体现出鲜明的特点。

一　参与规模日益扩大

自 1995 年国务院颁布实施《全民健身计划纲要（1995—2010）》以来，国家体育总局分别于 1996 年、2001 年、2007 年和 2015 年组织开展了四次全国群众体育调查，在这四次全国性的调查活动中都涉及了我国的老年人群。1997 年，首次进行的中国群众体育现状调查，将每周参加体育活动不低于 3 次，每次活动时间 30 分钟以上的人群界定为"体育人口"，该调查数据结果显示，[①] 1997 年我国 65 周岁以上老年人群的体育人口为 12.48%；2001 年，我国对全国群众体育现状进行了第二次调查，调查结果显示，[②] 本次调查结果延续了第一次群众体育调查的状况，我国体育人口的年龄结构仍然是年轻人和老年人多，人口结构分布呈现两端高、中间低的"马鞍形"分布，老年人群的体育人口上升为 22.4%；2008 年，为全面了解我国群众体育发展现状，总结实施《全民健身计划纲要》的成果和存在问题，国家体育总局组织的第三次群众体育调查首次覆盖了全国 31 个省（区、市），本次调查建立了群众体育调查的新概念，摒弃了原有体育人口的概念，取而代之的是"经常参与体育锻炼的人数"。即达到"每周参加体育锻炼 3 次以上，每次锻炼持续 30 分钟以上，每次锻炼的强度达到

---

　　①　中国群众体育现状调查课题组：《中国群众体育现状调查与研究》，北京体育大学出版社 1998 年版。

　　②　中国群众体育现状调查课题组：《中国群众体育现状调查与研究》，北京体育大学出版社 2005 年版。

中等以上"的标准为经常参与体育锻炼的人群。调查结果显示,① 2007年，我国 65 周岁以上的老年人经常参与体育锻炼的人数比例上升至31.79%；到 2015 年我国第四次全国群众体育调查，65 周岁以上老年人群经常参与体育锻炼的人数比例达到了 40.35%。根据这四次全国性群众体育调查数据结果分析（如图 1-1 所示），我国 65 周岁以上的老年人参与体育健身活动的人数比例逐年攀升，从 1996 年的 12.48%上升为 2015 年的 40.35%。②

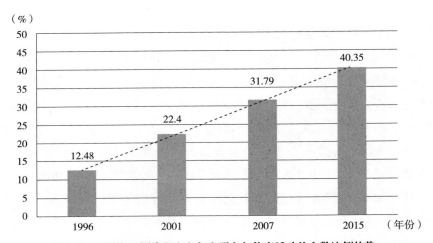

图 1-1　我国 65 周岁以上老年人群参与体育活动的人数比例趋势

资料来源：四次全国群众体育调查数据（1996、2001、2007、2015）

此外，2014 年国家体育总局还委托国家体育总局科学研究所和国民体质监测中心对全民健身运动的开展现状进行了调查，据《2014 年全民健身活动状况调查公报》显示,③ 20—69 周岁的人群中，随着年龄的增加经常

---

①　国家体育总局：《2007 年中国城乡居民参加体育锻炼现状调查公报》，http：//www. gov. cn/jrzg/2008-12/17/content_ 1180856. html，2008 年 7 月 12 日。

②　杨永忠、江瑞、袁锋：《我国全民健身活动发展特征研究——基于 4 次全国群众体育调查结果的分析》，《西南师范大学学报》（自然科学版）2017 年第 6 期。

③　国家体育总局：《2014 年全民健身活动状况调查公报》，http：//www. sport. gov. cn/n16/n1077/n1422/7300210. html，2015 年 11 月 16 日。

参加体育锻炼的人数百分比呈现出逐步上升的趋势，其中60—69周岁年龄组经常参加体育活动的人数比例为18.2%，高于其他任何年龄组人群。经常参与体育活动的人数比例是衡量老年人体育发展程度或水平的重要指标，也是制定老年人体育发展规划和实施发展战略的重要依据。总体而言，当前我国的老年人体育健康促进参与的人数比例不断上升，规模日益扩大，这反映出我国老年人对体育锻炼的认识逐步提高，参与体育活动的积极性增强。

二　内容形式日趋多样

在老年人体育健康促进开展的初期，老年人的体育活动形式主要以简单的身体活动（如健步走、慢跑）或传统的运动项目（如太极拳、八段锦）为主。1982年，我国制定了《老龄问题活动计划要点》，该计划主要在全国范围内推广太极拳、气功等"拳功操"活动项目，促进老年人群积极参与体育活动。在较长一段时期内，老年人体育健康促进的形式相对单调而固定，以自发性的个人体育健身为主。随着时代的发展，老年人体育健康促进的活动内容日趋多样，并逐渐与国际接轨，开展了形式丰富的体育活动。在目前已成功举办三届的全国老年人体育健身大会中，每届比赛都有新增的运动项目，这些多为国际上较为流行、具有较高健身价值、兼富娱乐性的老年人体育活动形式。例如，在2017年第三届全国老年人体育健身大会新加入的持杖健步走项目，该项目被誉为"最接近完美的行走"。作为传统较为普及的健步走活动的升级版，持杖健步走更加安全、锻炼效果更好，由于使用了手杖支撑，大大缓解了关节承受的压力，非常适合在老年人群中开展普及。

据中国老年人体育协会资料整理显示（如表1-2所示），我国老年人体育健康促进的活动内容形式多样，大致可以分为走跑类、球类、舞蹈类、武术类、棋牌类和其他类等不同的类别，老年人群选择参与的具体活动内容与个体的年龄、性别、生活地域、受教育程度及健康状况以及身体素质存在着紧密的关联。从现实来看，健步走是我国老年人参与度较高的活动项目，据《2014 年全民健身活动状况调查公报》数据显示，[①] 60—69 周岁及 70 周岁以上老年人群选择健步走作为经常锻炼项目的总体人数比例超过了 70%。从不同层面的个体状况看，健康状况较好、拥有一定的运动经历的男性低龄老年人倾向选择有一定运动强度、带有一些竞争性的活动项目，如网球、气排球、游泳等；女性则更愿意参加娱乐性强、有韵律感、节奏感的舞蹈类项目，如广场舞、健身秧歌等；而一些健康水平较低的高龄老年人群更多的选择强度较低的活动项目，如棋牌类、健身气功等。此外，我国老年人群体育健康促进的内容还呈现出地域性的特点，如东北地区的健身秧歌活动、华南地区的武术类项目及西北地区的民族传统体育项目等。

表 1-2   我国老年人体育健康促进活动内容分类一览表

类别	内容
走跑类	慢跑；健步走；持杖健步走；手杖登山；越野行走
球类	气排球；网球；乒乓球；门球；羽毛球；毽球；柔力球；沙滩木球
舞蹈类	广场舞；健身秧歌；广播体操；手杖健身操；健身球操
武术类	太极拳；太极剑；八段锦；健身气功
棋牌类	象棋；围棋；国际象棋；跳棋；桥牌
其他类	游泳；钓鱼；轮滑；信鸽；飞镖

三 组织体系日臻完善

发展老年人体育、促进老年人健康已被纳入"健康中国"建设这一国家战略和社会发展规划中，成为新时代全面建设社会主义现代化强国的重要内容。在相关政府部门和基层中，老年人体育健康促进也被列入工作目标及政绩考核和评优表彰范围内，这从基本制度层面为开展老年人体育健康促进提供了组织保障。随着党和国家对我国老龄事业和国民健康的日益重视，我国老年人体育健康促进的组织体系不断发展完善，在我国老年人

---

① 国家体育总局：《2014 年全民健身活动状况调查公报》，http：//www.sport.gov.cn/n16/n1077/n1422/7300210.html，2015 年 11 月 16 日。

体育健康促进六十余年的发展历程中，老年人体育健康促进的组织体系经历了从政府主导的单一主体走向政府、社会、市场等多元主体的变迁。随着我国经济社会的发展，社会领域的自组织和市场领域的企业力量不断壮大，与政府共同承担起了老年人体育健康促进的开展和组织工作（如图1-2所示）。

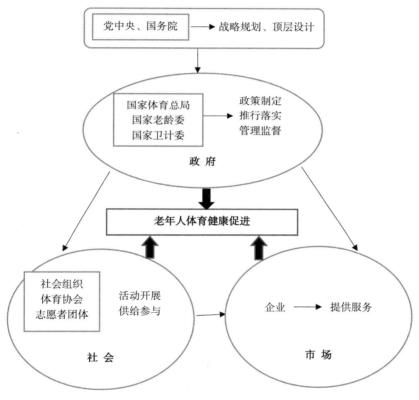

图1-2 我国老年人体育健康促进组织体系

首先，党中央、国务院从国家宏观层面进行老年人体育健康促进的战略规划和指导方针的顶层设计，国家体育总局、国家老龄委、卫计委等职能部门具体制定和推行老年人体育健康促进政策，地方相应的单位部门负责政策的贯彻落实和具体执行，并接受上级主管机关的领导与监督，形成了一套自上而下、体系齐全的政府基本架构。其次，在社会层面让传统的事业单位回归社会，成为从事老年人体育健康促进工作的独立法定团体，在老年人体育活动组织开展等方面发挥主体作用，如中国老年人体育协会的成立。此外，还调动各类社会组织兴办体育活动的积极性，充分发挥社会组织公益性的特点，使之成为老年人体育健康促进的供给主体。最后，中国特色的社会主义市场经济体制逐步完善，并逐渐渗透至医疗卫生和体育领域，市场主体的不断介入能够为老年人体育健康促进提供具有针对性、个性化的体育、健康服务，这些相关的企业根据市场经济规律独立运行、自主经营，满足了老年人日益增长的多元化体育健康促进需求。如此，老年人体育健康促进初步实现了由国家政府一元主导向政府、社会和市场三元共治结构的转变，形成了政府主导、社会参与、市场配置的我国老年人体育健康促进的组织体系。

当然，我国的社会主义市场经济体制还不够完善，经济社会的发展还不够成熟，老年人体育健康促进的社会组织自我生存和发展的能力还不强，仍然不能脱离政府的引导和扶持，这些组织的行政性有余、社会性不足的缺陷仍然存在；而市场的自我调节机制是在一定范围和限度内发挥作用，需要政府的调控、监管来弥补其不足。因此，我国的老年人体育健康促进尽管形成了初步的组织体系架构，但仍需在结构体制和运行机制等方面不断优化完善，相互依赖、互为补充，从而形成良性的互动共容关系。

四 健康话语日渐强化

健康是老年人群最大的利益诉求，也是老年人参与体育活动的根本目的，"健康话语"为老年人坚持参加体育活动提供了强有力的话语支持。对他们口中的"锻炼身体、强身健体、促进健康"等言语措辞进行深入分析发现，"健康话语"是一个来源复杂的话语综合体，具体表现为以下三个方面：（1）科学话语。科学话语在健康话语体系中发挥着基础性的作用，随着年龄的增长，个体的身体结构和器官机能发生了退行性衰变，老年人越发重视自身的健康状况，并不断在科学的指引下改善身体的健康状况。在当前信息传播高度发达的时代，老年人能够持续接受、获取科学的信息，"运动促进健康"的科学理念已被绝大多数老年人群所接受并付诸行动。（2）市场话语。市场话语在健康话语体系中发挥着强化作用，在市场经济条件下市场能够敏锐地反映人们的需求，特别是在当今大数据时代下，通过数据关联分析，市场企业可以轻易识别并关注到老年人对健康的强烈需求，同时在市场话语的渲染下，老年人普遍存在"花钱买健康"的消费需求，在体育上的消费也不断增加，有助于开拓市场、实现企业的盈利。随着市场主体不断宣传预防疾病、促进健康的理念，推进老年人的健康观念从单纯的生物医学治疗模式向社会、环境、心理、生物的综合防治模式转变。（3）国家话语。国家话语在健康话语体系中的作用相当隐蔽，但也不难发现其中的痕迹。现阶段我国老年人群的生命历程一直在社会主义国家话语的渗透之下，从"身体是革命的本钱"到"为祖国健康工作五十年"，无一不反映出国家对国民健康的重视与关怀。国家动员下的全民健身，正是通过政策的引导、氛围的营造、服务的提供等手段，将老年人群组织起来，全面参与到全民健身运动中来，以实现提高国民预期健康寿命的目的。

事实上，健康话语的日渐强化不仅体现了老年人个体对健康的强烈诉求，也在一定程度上反映出国家对国民健康的迫切希望。从个体层面看，老年人希望通过科学的体育活动方式来塑造自身的健康，防治及改善各种慢性疾病，实现延年益寿的美好愿望；从国家层面看，国家以一种"为你好"的权利口号渗透至人们的日常生活中，使老年人自然而然地选择国家所号召的"发展体育运动、推广全民健身、增强人民体质"作为自身塑造健康的途径和方式。总体而言，在科学话语、市场话语和国家话语的综合推动下，健康话语日益强化并唤起了我国老年人群对身心健康的高度关注和重视，鼓励、支持他们积极参与体育运动，这也在客观上持续推动了我国老年人体育健康促进的发展。

第三节　利益相关者视角下中国老年人
体育健康促进问题辨析

　　"老年人所涉及的一切社会活动和社会关系的核心是利益。"① 老年人体育健康促进作为老年人社会活动的一种，辨析其中存在的问题理当从利益相关者视角出发去把握事件背后的利益根源。自 21 世纪初我国进入老龄化社会以来，社会人口老龄化的速度不断加快。从社会角度看，社会的老龄化是社会利益重新分配的过程。这种利益的重新分配是能力、财富和资源控制力向年轻一代的流动过程，这种正常的代际交替是社会发展进步的必然现象。而在重新分配的过程中，国家政策、社会资源和市场资本必然会倾向于更具社会生产性的群体，这自然会影响到老年人群的现实利益。从个体角度看，个体的老龄化是老年人个体利益弱势化的过程。由于老年人健康状况下降，逐渐退出了社会生产的舞台，社会参与度下降，客观上导致了老年人个体生存和发展的需要被淡化。老年人群体之所以被视为弱势群体，首先，与健康的丧失有关，老年期是健康丧失最为明显的时期，并呈现随着年龄的增加而不断递减的趋势。此外，老年人被看作弱势群体还与其不再是社会活动的主导者有关。老年人的社会参与度下降、社会活动能力减弱使其不再是社会和家庭的主导力量。因此，研究老年人的社会活动应当从利益相关者视角出发去审视其中的利益关系，透过现象认清事物的本质。

　　我国的老年人体育健康促进历经六十余年的发展历程，经历了从国家政府一元主导向政府、社会和市场三元共治的结构性转变，其中的社会关系日益复杂交织。利益主体多元化是导致我国老年人体育健康促进活动及其中社会关系复杂化的根本原因，由于我国经济体制转轨和社会结构的转变，原来的利益主体不断分化并出现了新的利益群体，利益群体多元化对

---

　　① 洪远朋：《利益关系总论——新时期我国社会利益发展变化研究的总报告》，复旦大学出版社 2011 年版，第 480 页。

利益关系成为一个多维的有机系统。涂尔干（Durkheim）认为："现代社会组织结构的一个重要特征是由社会分化所产生的异质性社会因素增多，职业分工的专业化导致社会主体开始分化为不同利益诉求的主体。"① 正是当前在我国老年人体育健康促进中事实存在的、拥有不同利益诉求的主体导致了实践过程中的问题和矛盾。在市场经济条件下，老年人体育健康促进作为一种独立的社会活动不仅有着丰富的社会利益，也蕴含着巨大的经济利益，自然引发了各方主体从自身的利益诉求出发去追逐利益。然而"不均衡"是市场逻辑下的必然结果，尤其是市场条件还不完善、成熟的情况下，由于各自的利益诉求得不到满足，不可避免的产生了矛盾与冲突。

随着年龄的增长，老年人愈发关注自身的健康，与健康相关的利益诉求不断增多。而"运动是良医""参与体育活动具有经济性收益"等观点已被老年人群体接受、认同并付诸实践，越来越多的老年人希望通过参与体育活动来满足自身对健康的利益诉求，这种需求促成了个体"体育健康促进"惯习的形成，而这种惯习的形塑也建构了老年人体育健康促进的场域，在这个场域内，老年人个体惯习与场域的规则不断产生互动，并不断添加、强化了与老年人体育活动密切相关的利益主体，如政府相关部门、社区、企业和家庭成员等。这些场域内利益主体不但关联着老年人体育健康促进场域的结构，也承载着该场域中的规则、资源与文化等建构的功能。不同的利益主体拥有各自特定的资本，资本作为场域发展的动力，也是引起场域调整变化、进而影响个体惯习的原因。正如布迪厄（Bourdieu）所言："每一个场域都拥有各自特定的利益形式和特定幻象，场域创造并维持着它们。而正是这些利益形式和幻象造成了人们对彼此争夺的目标的价值心照不宣的认可以及规则的实际把握。"② 各方利益主体在老年人体育健康促进中所占据的位置不同，获得这一位置的轨迹也各不相同，因此对

---

① ［法］埃米尔·涂尔干：《社会分工论》，渠敬东译，生活·读书·新知三联书店2000年版，第162页。

② ［法］皮埃尔·布迪厄：《实践与反思——反思社会学导引》，李猛等译，中央编译出版社2004年版，第159页。

他们来说利益也是千差万别的。从利益视角出发，结合当前的实践来看，我国老年人体育健康促进确实存在着一些结构上的漏洞和实践中的问题，具体表现为利益结构分化、利益关系庞杂、利益诉求多元、利益保障不足、利益协调欠缺、利益表达阻滞等。

一 利益结构分化

改革开放以来，"我国的社会结构由总体性社会转变为分化性社会"①。社会结构的分化打破了原本社会利益高度同质化的状态，在市场经济的动力机制作用下，原有整体性的利益结构逐渐分化，并产生了不同的新利益主体。回溯我国老年人体育健康促进的发展历程，在改革开放之前的"总体性社会"中，国家几乎垄断了所有的体育资源和政策话语权，政府从总体性的全局角度出发，使包括老年人群在内的所有社会群体的体育需求都被统一化的规定所削平，特别是针对老年人这样的特殊人群的体育工作更是少之又少，主要以群众性运动的方式开展，这导致了老年人体育健康促进集体化和同质化的特点。因此这一阶段的利益结构相对单一，众多的个人利益、集体利益被有机统一形成了整体性的社会利益。"社会的一切重大变化都是以党的政策变化为开端的。"② 党的十一届三中全会之后，我国的经济、政治体制不断改革发展，随着中央与地方的分权、政府对国有企业的放权让利以及发展多种经济成分，"以人为本""多元文化""公共服务"等现代性理念逐渐得到社会的普遍认可。在我国经济社会转型时期，我国社会阶层的基本形态也发生了转变，原有的社会阶层分化、转变，新的社会阶层不断涌现，这就使得我国的社会结构转变为分化型社会，随之而来的是整个社会的利益结构出现了分化和重组。

在社会利益高度分化的背景下，社会往往不可能形成某种一致的优劣排序，即使将这里所谓的一致理解为多数决定也是如此。改革开放以来我

---

① 孙立平：《转型与断裂：改革以来中国社会结构的变迁》，清华大学出版社2004年版，第9页。

② 李景鹏：《中国政治发展的理论研究纲要》，黑龙江人民出版社2000年版，第57页。

国老年人体育健康促进的实践发展，充分体现出了这种社会结构转变的时代特点，也带来了由于利益结构分化所产生的问题。首先，组织分化。从老年人体育活动的组织形式上看，逐渐从单一的国家主导转变为多元的国家、社会共举样态。许多专门性的老年人体育协会、组织纷纷成立，成为老年人体育健康促进的新生组织力量。这在一定程度上满足了老年人群日益增长的体育需求，然而这些组织对国家仍存在着较强的依赖性，并普遍存在着行政化的倾向，社会性不足。其次，阶层分化。《当代中国社会阶层研究报告》将中国社会划分为国家与社会管理者、经理人员、私营企业主、专业技术人员、办事人员、个体工商户、商业服务业员工、产业工人、农业劳动者及城乡无业失业半失业者等十大阶层。[1] 这些社会阶层的异质性增加，而分属这些阶层的老年人群经常参与体育活动的人数比例、体育活动的需求状况、体育消费的能力等都有着明显的差异，这种现象被称为"体育分层"。事实上，在我国的老年人体育健康促进中也存在着这样的阶层分化趋势，部分阶层追求高端风雅，部分阶层希望经济实用，部分阶层渴望无偿获得。这就产生了各个社会阶层的不同利益需求，并带来了老年人体育健康促进供需不平衡及资源配置方面的问题。最后，利益分化。伴随着社会组织和阶层的分化，产生了许多新的利益主体，而旧有的利益主体自主权也在不断扩大，新旧利益主体都有着各自的利益诉求，相互间的矛盾与冲突不可避免，势必会发生利益的分化。其中政府部门以满足老年人日益增长的体育健康促进需求、实现诸多要素协调可持续发展为目标；社会组织以绩效的获取、组织的生存发展为诉求；企业以盈利为目标，追求的是经济利益最大化；而老年人群及其家庭以健康为终极利益诉求。这些不同层次、不同目标的诉求带来了利益的分化。这些利益结构和彼此关系的不协调难以通过自身的动态平衡机制来有效地化解，需要以调整公共政策、优化资源配置等手段来重塑利益格局，实现公共利益的最大化。

---

① 陆学艺：《当代中国社会阶层研究报告》，社会科学文献出版社 2002 年版，第 8 页。

二 利益关系庞杂

社会利益关系是整个社会系统内主体之间以及主体与客体之间的利益关系体系，是一个具体的、复杂的、开放的体系。21 世纪以来，我国的老年人体育健康促进迅速发展，在经济转型、社会生产力迅速提高的社会背景及体育改革发展的现实中，老年人体育健康促进实践中产生的增量利益日益庞大。具有不同地位和利益取向的阶层和人群自然地联合起来，形成了不同的利益群体共同谋求更大利益的局面，然而，利益冲突和矛盾也随之而来。

首先，传统的自上而下的行政性利益关系依然存在。在我国行政性分权改革的推动下，地方政府获得了前所未有的发展动力，由"过去以行政组织为基础的行政服从关系，转向了以相对经济实体为基础的对策博弈关系"①。反映在老年人体育健康促进实践活动中，国家倡导老年人积极参加体育活动以促进健康，并据此颁布了相应的规划与政策，但地方政府及官员为了自身利益的最大化仍然以经济的发展为目标，并不会过度关注老年人体育健康促进实践，造成了政府职能行使上的"缺位"现象。

其次，新兴的政府与社会组织之间的利益关系错综复杂。在政府职能转变的背景下，许多老年人体育协会、组织纷纷成立，这些组织大都在民政部门登记注册，在法律上属于社会性组织，但在实践中却有着特殊的地位，同时具有的事业单位性质，使其仍然享有着体制内的待遇和身份，并不能充分发挥出组织的社会性。另外，尽管看似有着数量庞大的老年人体育协会、组织，但"组织不健全、基础设施薄弱、兼职现象严重、工作队伍高龄化、专业人才缺乏等问题突出"②。

最后，新型的契约式利益关系凸显。新时代我国社会的主要矛盾已转化为"人民日益增长的美好生活需要与不平衡不充分的发展之间的矛盾"。

---

① 胡鞍钢：《转型与稳定：中国如何长治久安》，人民出版社 2005 年版，第 515 页。
② 汪流、王凯珍：《"国家在场"的中国老年体育：回顾与思考》，《武汉体育学院学报》2015 年第 7 期。

具体到老年人公共体育服务领域，这一主要矛盾体现为老年人对于体育的多元化需求与体育事业发展不平衡不充分的矛盾，而通过政府向社会、市场力量以契约的形式购买公共体育服务是化解该矛盾的重要途径。在我国，由于长期受计划经济体制的影响，在很长一段时期内政府是公共体育服务的唯一供给者，但是随着我国经济社会的发展，体育服务供给总量不足、分配不均衡及需求扩大化等特点使得传统的"一元供给"模式逐渐淡出，强调市场参与的多元供给模式快速兴起，通过在公共体育服务体系中引入市场机制，逐渐将政府从公共体育服务的微观生产领域解脱出来，相关政府部门的主体身份也由公共体育服务的生产者和提供者，逐渐转变为公共体育服务的购买者和监督者。从老年人体育健康促进的承接主体构成来看，非营利性的社会组织能够凭借其民间性、公益性的特征更直接地了解公众的实际体育需求，从而使公共体育服务更具有针对性；同时，这些社会组织也可以实现对公共事务的广泛参与，从中获得政府和社会的认可，进而成为社会治理的重要力量。而营利性的企业等社会力量能够充分发挥自身技术、管理等专业方面的优势，通过相关政策和资金的扶持为公众提供多元化、高效率的公共体育服务，并实现自身经济利益的最大化。这种新型的契约式利益关系使得当前我国老年人体育健康促进的社会利益关系体系更加庞杂，问题的来源也越发复杂多样。

三　利益诉求多元

现阶段我国老年人体育健康促进中不断分化的利益结构和日益庞杂的利益关系造成了各式各样、不同层次的利益主体独立存在并相互作用。这些利益主体为了实现自身的利益分别有着各自的利益诉求，不同时期相同的利益主体所追求的利益也是不断变化的，而且主体追求的利益也不是单一的，而是多种利益的综合，这使得我国老年人体育健康促进呈现出利益诉求多元化、差异化的现象。总体而言，老年人体育健康促进中的利益主体所追求的利益包括物质利益、经济利益、政治利益和文化利益等。

就老年人群体而言，他们所追求的物质利益就是健康的获得。健康对于老年人而言，是最切身、最基础的生存性需求，只有满足了健康这一基本生存需求，老年人的其他物质和精神需求才得以实现。从人的需求演化逻辑来看，当基本生存利益诉求得到了满足，人们就开始提出更高层次的发展需求，追求程度不同的尊严需求、自由选择生活方式的需求等差异化需求，即从"生存性利益诉求"转向"权利性利益诉求"。20世纪90年代，世界卫生组织相继提出了"健康老龄化"和"积极老龄化"的概念，特别是积极老龄化实现了从"以健康需求为基础到以健康权利为基础"的转变，老年人本身是"社会财富的积极创造者和社会进步的积极贡献者"，不应再被视为社会的负担，国家、政府和社会应当保证、赋予老年人健康获得和社会参与的权利。健康的获得不止于医疗的途径，还应当鼓励老年人积极参加体育活动，以保持他们独立活动和自我料理的能力，这样，他们的社会角色和社会关系也将得到改善。①

就政府主体而言，一方面需要通过倡导老年人积极参与体育活动的方式促进我国老年人群身心健康的实现，以减轻政府医疗开支和社会保障的压力；另一方面，政府也需要满足主体的政治利益，并维护整个国家经济利益的实现。经济利益是政治利益和文化利益的基础和保障，政府从老年人体育健康促进中获得了相应的经济利益，才能够更好地开展政治和文化活动。当然，地方政府和相关管理部门也需要考虑本地区、本部门的利益需要，存在着相应的利益诉求。而许多老年人体育的协会、组织本身就具有事业单位的性质，与政府存在着千丝万缕的联系，其利益诉求既与政府主体相一致，又因其社会性而存在着一定的差异。就市场主体而言，在市场经济的环境下追逐经济利益是其最重要的利益诉求，也具有应然性和正当性。由于我国老年人口数量众多，体育需求多元化，而政府的公共体育服务不能够有效满足老年人群的需求，这就促使政府向市场购买公共体育服务，产生了巨大的商业机会，银发社会催生了朝阳产业，银发产业拥有着广阔的前景。

随着我国老龄化社会程度的不断加深，老年人口的数量将占到总人口

---

① 世界卫生组织：《积极老龄化政策框架》，中国老龄协会译，华龄出版社2003年版，第21页。

数的三分之一，并由社会的边缘群体转变为重要的社会利益群体，这使得我国社会的整个利益格局将发生深刻的变化。老年人群参与体育活动、追求身心健康、渴望社会参与等利益诉求越发多元、强烈。同时，伴随老年人体育健康促进的持续发展，社会、市场力量不断壮大，逐渐形成对自身基本权利的利益诉求，在这样的趋势下，我国老年人体育健康促进将会呈现利益诉求不断多元化、复杂化的特征。

四　利益保障不足

老年人通过体育活动的参与实现自身的健康利益，需要国家和社会提供政策、资金、资源等保障措施作为支撑。随着老龄化社会的发展与老年人参与体育活动的规模不断扩大，相应的保障明显不足，我国的老年人体育健康促进逐渐凸显出老年人群日益增长的体育需求与体育事业发展不平衡不充分之间的矛盾，这种矛盾是在较长时期内不断积累而形成的。老年人体育作为我国群众体育的组成部分，必然受到体育事业整体发展的影响，而体育事业的发展与国家经济、政治和文化的发展密切相连，不同的社会发展阶段对体育事业目标任务及使命担当有着不同的具体要求，由此，体育事业发展的重心自然也会发生偏移。总体而言，我国的体育事业发展始终围绕着竞技体育和群众体育两个基本工作而展开，在不同的历史发展阶段，两者之间不断进行着战略调整。中华人民共和国成立初期，为了给国家的建设提供充足的、健康的劳动力，在毛泽东主席"发展体育运动、增强人民体质"的题词推动下，全国范围内开展了广泛的群众体育运动。这一时期，我国建立了3.6万多个基层体育协会，群众体育的活动条件也得到了显著的改善。20世纪60年代，我国的经济社会发展处于困境，人民的生活水平下降，在1960年重新审定的《体育十年发展规划》中提出："对群众体育的规模、运动量、运动竞赛的次数等，根据不同情况分别加以适当的控制。"[1] 加之"文化大革命"使得体育事业发展出现了暂

---

[1]　国家体委政策研究室：《体育运动文件汇编（1949—1981）》，人民体育出版社1989年版，第144页。

时的停滞。改革开放之后，随着我国在国际奥委会的合法席位获得恢复，为了进一步提升我国的国际地位和影响力，体育事业的发展确立了"竞技体育适度超前"的战略指导思想。谢亚龙提出了体育事业发展的"竞技优先原则"①，认为在社会主义初级阶段的历史时期，必须将竞技体育的优先发展作为体育事业发展的工作指导原则。在"举国体制"和充足资源的保障下，竞技体育获得了空前的繁荣发展。而相对于竞技体育的优先发展，群众体育处于"伴随发展"的过程中；直至1995年，《政府工作报告》明确指出："体育工作要坚持群众体育和竞技体育协调发展的方针，把发展群众体育、推行全民健身计划、普遍增强国民体质作为重点。"② 同年，《中华人民共和国体育法》《全民健身计划纲要》等法规的颁布将群众体育的发展提升到了新的高度。2001年，北京获得了第29届奥运会的举办权，以备战奥运会为中心的竞技体育受到了各方的关注与重视。2002年，我国体育事业的投入较2001年增长了72.83%，当然这其中绝大部分偏重于竞技体育的投入。在国际环境不断变化、我国经济社会不断发展的背景下，体育事业的发展重心也在不断调整，这就必然导致了体育事业的发展出现不平衡的问题。

与此同时，伴随我国经济的飞速发展，并没有实现经济增长对体育事业投入额的促进作用。③ 尽管国家对体育事业的投入逐年增长，但体育事业投入额占 GDP 的比重还很低（如表1-3所示），相比发达国家而言，这一比重相差甚远。总体而言，我国体育事业总量投入不足，体育事业的投入与国家经济发展水平之间呈现出一种非均衡的关系。④ 国家对体育事业的投入不足，导致我国体育事业的发展水平还不高，整体发展还不充分。

---

① 谢亚龙：《论社会主义初级阶段我国体育事业发展的竞技优先原则》，《体育科学》1989年第1期。

② 李鹏：《政府工作报告——1995年3月5日在第八届全国人民代表大会第三次会议上》，《中华人民共和国国务院公报》1995年第9期。

③ 曾鸣：《我国体育事业投入与经济增长的关系研究》，《统计与决策》2013年第22期。

④ 何国民、沈克印：《体育事业投入与经济发展水平协整分析》，《体育科学》2012年第6期。

表1-3 中国体育事业的投入与国家经济发展的数据一览（1995—2011年）①

年份	体育事业投入额（亿元）	增长速度（%）	GDP（亿元）	占GDP的比重（%）
1995	23.88	18.01	60793.73	0.04
1996	28.42	19.01	71176.59	0.04
1997	40.14	41.24	78973.03	0.05
1998	53.48	33.23	84402.28	0.06
1999	60.77	13.63	89677.05	0.07
2000	81.59	34.26	99214.55	0.08
2001	108.25	32.68	109655.17	0.10
2002	130.47	20.53	120332.69	0.11
2003	145.94	11.86	135822.76	0.11
2004	156.86	7.48	159878.34	0.10
2005	167.32	6.67	184937.37	0.09
2006	207.54	24.04	216314.43	0.10
2007	246.47	18.76	265810.31	0.09
2008	332.70	34.99	314045.43	0.11
2009	313.54	-5.76	340902.81	0.09
2010	401.51	28.06	401512.80	0.10
2011	473.10	17.83	473104.05	0.10

　　总体来看，我国体育事业的发展还不够充分，表现在国家对体育事业的投入明显不足；体育事业的发展还不平衡，表现在国家长时期以来工作重心不断调整，这从源头上导致了我国老年人体育健康促进的利益保障不足，不能够从多角度、多层次满足老年人日益增长的体育需求。对于老年人群而言，利益保障具有正的外部性，不仅可以满足个体的发展需要，而且能够产生积极的经济利益和社会利益。一方面，老年人日益增长的体育需求蕴涵着巨大的商机，对于促进国民经济的健康发展有着积极的刺激作

①　曾鸣：《我国体育事业投入与经济增长的关系研究》，《统计与决策》2013年第22期。

用。另一方面，老年人通过体育活动促进健康可以有效地减轻医疗开支，缓解国家社会保障的压力。

五 利益协调欠缺

老年人体育健康促进中的多元主体在追求各自利益的过程中，需要相应的利益协调机制进行调适方能更好地实现各自的利益诉求，完善的利益协调机制应当包括利益导向、利益协商和利益制衡。首先，不正当的价值观容易造成私欲膨胀，片面追求自身利益的行为也会降低主体的责任心，扭曲个体的道德规范，难以形成正确的利益导向。例如，广场舞作为极具特色的老年人体育健康促进活动是一个非常具备中国本土特色的事件，出现了诸多负面的"外部性"，如噪音污染、公共场所的占用、与周边居民的冲突等，一时之间，广场舞成为众矢之的，成为广受攻击和抨击的对象，甚至被"妖魔化"。诚然，老年人群能够通过广场舞本身所具备健身性和娱乐性实现自身的健康诉求，但这样忽视周边环境和他人感受的活动尽管有着正义性的正当来源，却无法获得社会其他群体的接受与认同。其次，利益协商的缺位在一定程度上制约了利益协调机制的确立与运行。当前我国政府主导下的老年人体育健康促进在短期内难以改变，这就使得政府、社会组织和社会公众无法清晰地明确各自的作用范围，政府的日常"越位"和"错位"使利益协商难以达成。利益协商的本质是对不正当利益诉求的正视与尊重，通过协商不同主体间的利益冲突重塑利益导向。最后，也正是利益协商的缺失使得我国老年人体育健康促进的利益协调机制处于一种低水平发展的状态，难以有效制衡各方利益主体。政府在制度设计与资源配置等方面有着显著优势，而社会组织有着广泛的社会资本，市场企业具有丰富的物质和信息资源，但这些都未能在利益协商之下将各方主体锁定在利益相互制衡的关系网络中，增加了机会主义倾向和利益分歧，造成了多元主体之间未能形成基于信任和合作的互动关系。

利益协调的过程需要依赖完善的协调机构来实现，现阶段我国老年人体育健康促进利益协调欠缺很大程度上是由于还没有建立政府主体以外的协调机构。在老年人体育健康促进的实践中，当面临主体间的冲突与矛盾时，往往由政府出面主持协调，这就带来了政府既是主体身份，又是协调身份的尴尬，尽管政府主体具有组织层面的优势，也带有公共的属性，但如此的双重角色必然使得利益协调的过程和效果难以让其他利益主体满意与接受。只有建立能够代表老年人体育健康促进中各方主体利益的协调机构，才能更好地实现利益的协调。同时，还需要有相应的制度体系配套，建立规范化的议事程序。如果没有相应的制度保障，那么多元化主体参与的优势将会荡然无存，无法实现各方的利益诉求。老年人体育健康促进还具有自身的发展特点，老年人群有着强烈的参与意愿，老龄产业的前景广阔，这些都是老年人体育健康促进潜在的发展优势。然而，优势的实现和目标的达成需要依托一定的政治、社会环境，在符合我国国民道德规范的价值观基础上，通过合理的利益表达与协商建立正确的利益导向，才能真正实现老年人体育健康促进的利益协调。

六 利益表达阻滞

利益表达是在政治范围内为实现相关主体的利益而进行的活动①，是社会各阶层人士（利益表达主体）通过一定的渠道和方式（利益表达载体）向国家政府和社会的有关部门（利益表达客体）表达自身的利益诉求，以影响政治系统公共政策输出的过程。伴随着我国老年人体育健康促进实践中逐渐分化的利益结构和日益庞杂的利益关系，在发展的过程中必然需要面对不同主体之间的利益冲突，完善的利益表达机制是协调各个主体之间利益关系的重要途径。当前我国老年人体育健康促进的发展主要还是依靠政府推动引领，而事实已然形成的社会、市场中的多个主体的利益需求往往被忽略。一方面，老年人日益增长的多元化体育需求与体育供给间的供需矛盾得不到充分满足，老年人体育健康促进可持续发展动力不足；另一方面，政府以外的供给主体其意愿没有充分的表达实现，导致社会主体和市场主体的利益难以保证。具体表现在利益表达主体发育不够成熟、利益表达客体发展不够完善、利益表达渠道不够通畅三个方面：

---

① 黄静婧：《完善利益表达机制与构建和谐社会》，《前沿》2007年第11期。

首先，老年人体育健康促进的利益表达主体是向政府机构或管理部门表达利益需求的群体或老年人个体，随着主体意识的不断提高，不同的主体从自身利益需求出发，维护自身合法利益的愿望愈发强烈。然而，受经济、政治、文化等多方面因素的长期影响和制约，当前老年人体育健康促进的利益表达主体发育还不够成熟，表现为：（1）利益表达意识不强。长期以来我国的国家、集体利益很大程度上代表着并决定了个体的利益，国家意志至今仍然对国民有着深刻的影响。我国的老年人群从集体化生活的年代走出，由于年龄的增长如今又成为社会的弱势群体，实际社会权利缺失，并没有形成自身合理利益表达的意识。（2）利益表达主体组织化程度不高。利益诉求的凝聚和整合需要通过一定的组织程序进行加工，通常情况下，零散的利益表达会因为没有系统性而得不到有效反馈，从而成为无效表达。现阶段的老年人体育健康促进中并没有组织的支持，使各个利益表达主体无法通过组织的加工进行系统整合，这就造成了在与政府的利益博弈过程中呈现零和的特征。（3）利益表达主体的素质不高。一般而言，文化素质的高低对利益表达的能力具有较大的影响，而对体育的理解和认知也会影响到老年人体育健康促进中的利益表达效果。由于受教育程度等多种原因，现阶段我国老年人群的表达能力还比较欠缺，对于体育权利、健康权利赋予他们所要实施的表达行为也过于简单，这直接影响到老年人群利益表达的效果。

其次，真实、合法存在的利益表达客体是利益表达主体的目标，也是利益表达的前提和基础。在我国，利益表达客体一般是政府的权力机构或管理部门，当前老年人体育健康促进的利益表达客体发展还不够完善，表现为：（1）利益表达客体的主体性。地方政府和体育主管部门是我国老年人体育健康促进的主要利益表达客体，但这些部门同时又是利益主体，他们也需要在本部门的绩效考核过程中考虑自身的利益需求，这就严重影响了利益表达主体的表达效果。（2）利益表达客体的效率低下。在利益表达实现的过程中，经过的层次和环节越多，信息的失真率就会越高，从横向看，老年人体育健康促进利益表达要经过多个部门，从纵向看，我国现行的管理体制受传统的科层制影响较深，这就造成了老年人体育健康促进利益表达层次多，信息延误等问题。（3）利益表达客体动力不足。利益表达客体在接受利益表达的过程中需要投入一定的人力、财力和物力来进行管理，这势必会增加部门的工作负担，而即使经过繁琐的程序也未必能在短期内收到良好的效果，这就使得利益表达客体的工作动力不足，失去了对老年人体育健康促进利益表达的长期关注。

最后，利益表达渠道是利益表达主体向政府权力机构或管理部门等客体表达自身利益诉求的途径。现阶段，我国老年人体育健康促进利益表达渠道不够通畅主要表现为：（1）利益表达主体机会不均等。在社会转型期由于利益主体所拥有的资源和地位不同造成了利益表达的机会不均等，且占有优势的群体其利益表达的渠道呈扩张的状态。在我国老年人体育健康促进政策的制定和执行过程中，参与调研和论证的都集中于本系统和部门内，包括老年人群体、市场主体在内的利益主体很少参与其中，由于缺乏有效的沟通纽带，因此在这些群体希望表达自身利益需求的时候，往往影响甚微。（2）利益表达制度不健全。在我国，保障公民合法利益的表达渠道主要有人民代表大会、民主党派和社会团体、大众媒介及信访等渠道，但通过这些渠道进行老年人体育健康促进利益表达的效果并不理想。其原因在于包括老年人群体在内的许多主体并不能有效参与其中，由于身份的障碍使得相关信息的表达、传递和处理阻滞。（3）利益表达舆论载体缺乏。传统的报刊、电视、广播及现代的互联网媒介具有广泛的受众，其传播速度快、辐射范围广，通过这些舆论媒体将自身合理的利益诉求进行表达能够产生广泛的社会效应，实现利益表达的效果，但当前我国的舆论媒体更多的关注竞技体育，很少涉及老年人等弱势群体的实际体育需求和利益诉求，这就使得老年人体育健康促进相关利益主体缺少了利益表达的通道。

第二章 中国老年人体育健康促进协同治理的立论探源

我们通过回顾梳理我国老年人体育健康促进的发展历程、剖析现阶段实践过程中所呈现出的现状特点，并从利益视角出发寻找当前老年人体育健康促进存在的问题。这些问题既有在长期历史进程中逐渐演化产生的，也有在新时期我国社会转型发展的背景下凸显的，老年人体育健康促进中事实存在的矛盾与冲突是一个难以回避的客观现象，而不是随主观意志可以"消失"掉的社会现象，只有遵循社会发展规律积极面对，创新治理体制，才能在化解矛盾与冲突中推进老年人体育健康促进的协调、可持续发展，这使得对我国老年人体育健康促进展开有效治理成为必然。本章试图对老年人体育健康促进治理的生成逻辑进行剖析，并通过对利益相关者理论和治理理论的阐述，明晰研究的理论依据，从中找到研究的理论切入点，为后续的研究奠定理论基础。

第一节 中国老年人体育健康促进协同治理的生成逻辑

所有的治理问题都蕴含在国家经济社会发展的现实生活中，并伴随着国家与社会关系的嬗变而逐渐生成。对于老年人体育健康促进而言，随着利益结构的不断分化和利益关系的日益庞杂，参与的主体日益多元化，并且这些主体的自我意识和独立能力随着社会从国家的框架中日益脱离而不断提升，这就迫使我国的老年人体育健康促进必须从传统线性的单向度政府管理模式向现代网络化的多元主体治理形态进行转变。在对老年人体育健康促进各参与主体的协调与整合中，化解老年人体育健康促进中的矛盾与冲突，这也是老年人体育健康促进优化发展的必然逻辑。

一　利益结构的分化对老年人体育健康促进协同治理提出了具体要求

利益结构是指社会各组织之间及社会成员与社会之间以追求利益为目的所形成的相互作用模式，利益结构分化即利益结构构成要素的变化组合必然引起社会、政治结构的变动。[①] 随着我国老年人体育健康促进的发展，利益结构不断分化，而无论是政府主导下的放权让利，还是市场经济条件下的资本逐利，都是在不断调整利益格局以谋求利益的最大化，当然这也使得老年人体育健康促进呈现出复杂性、不确定性和动态性等特征，需要通过治理来适应发展的需要，响应体育健康促进的目标。传统的指向"政府及其行为"的管理模式已经不再适应当前的发展现状，需要定向到"多元共治"的治理理念。当前老年人体育健康促进利益结构的分化需要在理顺政府与市场关系前提下转变政府职能，进一步激发市场活力和社会创造力。例如，对老年人体育健康促进的总体发展和目标规划做好顶层设计，变"政府本位"为"社会本位"，从尊重社会、市场主体和老年人群体的价值取向出发，打破旧的、不合理的资源垄断，释放不同利益主体追求利益的张力，引导多元主体共治的实现，建立平等互利的合作关系。当然，在老年人体育健康促进治理的过程中，政府还应当在与社会、市场及老年人群体的良性互动中，坚持政府的主导地位，做好社会组织的管理与市场行为的监督，有效引领发展的方向，从而促进老年人体育健康促进的协调发展。

此外，与传统的单向度的管理模式不同，老年人体育健康促进的治理不仅注重政府的主导作用，还需要老年人体育协会、组织、志愿者团体以及相关的市场企业都发挥各自的功能。当前由于组织的分化，许多专门性

---

① 张方华：《经济转型时期利益结构分化对政治稳定的影响》，《探索》2000 年第 6 期。

的老年人体育协会、组织纷纷成立，许多地方还有专门性志愿者团体，作为老年人体育健康促进的新生组织力量，在老年人体育活动的开展、体育健身的科学指导等方面都发挥了积极的作用。但这些协会、组织与政府仍存在着千丝万缕的联系，因此社会性不足；另外，部分组织和团体的利益配给不充分，因此主动性不够，极大地限制了其作为政府与市场之间的中介作用，同时也不利于社会公众的多元利益需求的表达和满足，这就要求政府在治理的过程中充分激发各方主体的积极性、主动性和创新性，为老年人体育健康促进的治理提供现实导向和创新向度。

总体而言，在我国经济社会转型发展的背景下，老年人体育健康促进中利益结构的分化要求政府必须走在服务型政府建设的道路上，以为人民服务为宗旨，提供维护性、社会性的公共服务。这不同于约翰·密尔的"有限政府"学说，① 这一原则是建立在政府与社会分立的基础上，即政府是管理者身份，而社会是被管理者身份，政府对社会减少干预和控制以促进社会的构成要素更加独立地开展行动。当前的老年人体育健康促进实践已然培育出了各式各样的治理力量，政府如果再以管理者的身份按照有限政府的原则治理就失去了客观的依据。正如福克斯和米勒所言："在公共行政领域，实际的结果是政府无力按公共意愿办事，政府已经成了破坏性政府，它无法保证公共利益免受强大的私人利益冲突造成的损害。没有一个真诚的公共话语，就不要指望满足公共利益且为此付诸行动。"② 而与此同时，老年人体育协会、组织，市场企业及公众等参与老年人体育健康促进的治理也要有序地推进，而且必须纳入法制框架和民主程序之中，所有参与者的权利与合法利益诉求应当得到保障和充分的重视，在利益诉求发生冲突的时候应通过完善的利益表达渠道协商以达成一致，并在共识的基础上进行决策与行动。

---

① ［英］密尔：《论自由》，程崇华译，商务印书馆 1982 年版，第 118 页。

② ［美］福克斯、［美］米勒：《后现代公共行政——话语指向》，楚艳红、曹沁颖、吴巧林译，中国人民大学出版社 2002 年版，第 120 页。

二 利益主体多元化为老年人体育健康促进协同治理塑造了外部条件

我国社会的多元化已成为时代的新特征，[①] 不同层次的主体在各自利益诉求的指引下独立存在并相互作用。在利益分化的基础上形成的多元利益主体结构是社会制度架构的重要内容，也是实现多元主体共同治理的重要条件。现阶段，在我国老年人体育健康促进实践中已然形成的各方利益主体为治理塑造了外部条件。自 20 世纪 80 年代起，以《关于体育体制改革的决定（草案）》为标志，我国启动了体育改革的进程。但随后不久，体育的改革就偏离了原本的目标和方向，直到我国推行行政改革和服务型政府的建设，体育系统也开始了以"政事分开、政企分开、管办分离"为核心的改革历程。在此背景下，体育的社会化、市场化逐步推进落实，而老年人体育健康促进中的政府主体也在不断顺应老年人体育发展的需求并不断转变政府职能，这就为老年人体育健康促进的治理塑造了一个极为关键的外部条件。随着政府机构的精简和职能的转变，政府主体的角色和定位日趋合理，作为政府、社会和市场三元结构体系中居于主导地位的实体组织，政府发挥和承担责任主体的身份主要体现在设计老年人体育发展战略、实施宏观布局和监管、提供老年人体育活动资源、协调各方主体的利益等方面，但这并不意味着政府主体仍然是完全的实施主体。在具体的老年人体育事务的实施过程中，社会主体和市场主体更加具有针对性、灵活性和高效性，因此，通过组织实施的权力下发、功能转移以及政府向市场购买老年人公共体育服务等行动得到持续有效地推进。

政府主体职能的转变会剥离一定的管理职能并释放出部分管理空间，这些应该由谁来接管？如果缺少相应的主体来承接这部分的职能，那必然会导致管理上的漏洞及整个系统的无序状态产生。从治理的结构体系来看，能够顺应接受的只能是各式各样的社会组织。社会组织的出现是历史发展的必然结果，一方面，社会组织与政府相比具有民间性、自治性等特征，能够通过一定组织性的活动来营造一个公共空间，为公民参与社会事

---

① 张康之：《论主体多元化条件下的社会治理》，《中国人民大学学报》2014 年第 2 期。

务提供一个有效的载体和渠道；另一方面，社会组织与市场主体相比具有非营利性、公益性等特征，能有效弥补因单纯追逐经济利益而产生的道德缺失和伦理精神的丧失。现阶段我国的老年人体育健康促进已发育出不同的社会组织，1983 年，国务院转发国家体委文件批准成立了中国老年人体育协会，此后的三年内全国范围内的各省、市、自治区纷纷建立了地方性老年人体育协会。随着我国老龄化社会进程的加速，国家更加重视老年人体育工作并积极推进地方基层老年人体育协会的建立，当前我国绝大部分地区的老年人体育协会都已发展到乡镇、社区和行政村，初步形成了纵向到底、横向到边的老年人体育组织网络。① 与此同时，在我国江苏、安徽等地都出现了专门的老年公共体育服务志愿者组织，这些组织充实了我国老年人体育健康促进的社会主体的组成结构。

随着我国社会主义市场经济的发展，以企业为代表的市场主体已经通过提供公共体育服务、老年人体育健身指导等形式参与到老年人体育健康促进的治理中，成为政府和社会之外的治理主体。这些市场主体尽管是以盈利为目的，但在客观上有效推动了老年人体育健康促进的发展。伴随我国经济社会的发展和消费结构的转变，老年人体育市场悄然萌发，许多商业资本开始投入老年人体育产业中，这进一步促进了老年人体育健康促进中市场主体的发育成长。总体而言，我国社会的转型发展催生了众多异质性的利益主体，并在新形势下不断成熟完善，形成更强的竞争优势，这为老年人体育健康促进的治理塑造了外部条件。

三　利益关系市场化为老年人体育健康促进协同治理提供了内生动力

利益结构是社会和政治体系运行内在的动力源泉，在我国计划经济体制向市场经济体制转型发展的过程中，社会的利益关系发生了重大变化。在高度集中的计划经济体制下，社会的利益关系主要由国家根据社会成员的地位和阶层，自上而下地决定资源和机会的分配；而在市场经济体制

---

① 汪流：《老年体育的"组织化"管理：讨论与思考》，《西安体育学院学报》2016 年第 3 期。

下，商品的生产和交换越来越成为社会成员获取资源的主要方式，人们的利益越来越多地基于市场机制而获取。从我国市场经济改革的过程中不难发现，改革率先激发的是市场竞争机制，竞争的激励效用极大地提升了经济效率并推动了市场体系的建设。当前我国老年人体育健康促进的市场竞争机制尚未形成，一方面，市场主体的发育还不成熟，面对市场的不确定性还不能够彰显市场活力，满足社会发展的需求；另一方面，体育行政部门兼具政府与市场的二重性，在双重身份的交织中谋求多种形式的利益，如此就导致了真正的市场主体除了面对市场的不确定性之外，还要面对政策的多变和复杂。尽管在当前的改革中存在着问题和弊端，但在体育社会化、市场化趋向明确的背景下，市场主体仍将发挥其独特优势并进一步推动老年人体育健康促进的发展。

理性选择理论将参与治理的主体视为一个经济人，并从自身利益最大化出发参与治理行动。[①] 对于老年人体育健康促进治理而言，政府既需要社会、市场组织提供老年人公共体育服务来分担自身的压力，同时又需要努力削弱这些组织的对抗性，维持社会及市场的稳定。而非政府组织，特别是市场主体则是从自身的利益诉求出发，选择性地参与到老年人体育健康促进中。这些都是利益关系市场化所带来的结果，在我国政府始终占据治理的主导地位的前提和基础下，政府对社会、市场主体所表达的利益诉求是支持还是控制、甚至阻止，主要取决于各方利益与政府利益的契合程度。要实现利益关系市场化带来的动力作用，从政府主体来说，政府改革的目的是适应市场经济体制建立，为市场经济的良性运行提供比较好的政治基础，[②] 因此应当减少过度干预和不作为，发挥其组织保障、资源配置的优势，做好老年人体育健康促进的制度供给和模式设计，引导协调各方主体的利益；从市场组织出发，应当充分发挥市场机制灵活、快捷的供给优势，通过为老年人群提供更多、更优质的公共体育服务，满足老年人多

---

① 胡宁生：《现代公共政策研究》，中国社会科学出版社 2000 年版，第 178 页。

② 李文钊：《国家、市场与多中心：中国政府改革的逻辑基础和实证分析》，社会科学文献出版社 2011 年版，第 5 页。

元化的体育需求实现互利共赢。

现阶段我国的老年人体育健康促进已然形成多元化的利益主体，并通过各种方式参与到老年人体育健康促进的治理之中，这样的多主体参与不仅是一种更为直接、有效的约束机制，对于日益分化的结构体系来说，还是一种重要的社会整合机制。当然，利益关系市场化所带来的机遇和挑战是双向并存的，在利益关系市场化背景下会产生冲突与矛盾，只有不断提升老年人体育健康促进系统内部组织架构的治理能力和危机识别能力，才能更好地将其转化为内生动力，推动老年人体育健康促进的治理实践。

第二节　老年人体育健康促进协同治理的理论筑基

一　利益相关者理论

（一）利益相关者理论的提出与发展

利益相关者理论（Stakeholder Theory）在利益论的基础上衍生于西方经济学领域，当时的研究者发现现代企业的发展不仅取决于股东，还与其他的相关群体存在密切的联系，这一观点的提出使得利益相关者理论成为了经济学领域研究的热点议题。总体来看，利益相关者理论的发展经历了以下三个发展阶段：

1. 早期的利益相关者理论偏狭义

20 世纪 60 年代，美国斯坦福研究院（SRI，现美国斯坦福国际咨询研究所）的学者想将"股东是企业管理需要应对的群体"的思想一般化，提出"对企业而言存在着一些利益群体，如果没有他们的支持，企业将无法存在"[①]；Ansoff 是最早使用"利益相关者"一词的管理学家，[②] 他认为企业公司的目标必须综合平衡诸多利益相关者之间的利益冲突。早期的研究者们都认同这样的观点，现代企业的发展与企业存在重要利害关系的群体

---

① ［美］爱德华·弗里曼：《利益相关者理论现状与展望》，盛亚、李靖华译，知识产权出版社 2013 年版，第 26 页。

② 李洋、王辉：《利益相关者理论的动态发展与启示》，《现代财经》2004 年第 7 期。

相关，应协调各方利益相关者以从中获利。由此可见，在利益相关者理论形成初期，研究者更多关注现代企业的发展与利益相关者的联系，强调利益相关者对企业发展的影响。

2. 利益相关者理论的研究不断广义

Freeman 在其经典著作 *Strategic Management：A Stakeholder Approach* 中进一步扩展了利益相关者研究的内涵，[①] 认为利益相关者是在一个组织实现其目标过程中受到影响的群体或个人，或者是能够影响到一个组织实现其目标的群体或个人。同时，他还指出随着经济、社会的变革发展，企业生存的内外部环境发生了翻天覆地的变化，对于企业的管理不能停留在对购买、生产、销售等传统流程的管理层面上，必须利用利益相关者理论的支撑来进行分析，构建更加全面合理的结构框架以解决公司、企业发展中的问题。Carroll，Clarkson，Starik 等分别对利益相关者的概念给出了界定，[②] 认为利益相关者是与企业发展有直接利益关系，并在企业中进行了一定的专用性投资的群体和个人。综合而言，在经济学领域，利益相关者可以从以下三个层面进行界定：影响企业活动或是被企业活动所影响的群体或个人，如政府、工会和居民等；为企业实现目标而投入一定的资产并因此而处于一定风险中的群体或个人，如企业股东、员工、消费者等；在企业目标实现过程中具有经济利益关系或法律、道德关系的群体或个人，如消费者、社区、竞争对手等。在这一发展阶段，利益相关者理论的概念和内涵被不断广义化，研究关注利益相关者在企业发展的战略规划及发展过程中问题解决中的作用，强调利益相关者在企业发展中的参与。利益相关者理论逐渐被应用于管理学、社会学、法学等其他领域，获得了多个不同方向的发展。

3. 现阶段对广义和狭义的反思与平衡

随着利益相关者理论在不同领域的应用，研究者们发现，尽管广义的

---

① ［美］爱德华·弗里曼：《战略管理——利益相关者方法》，王彦华译，上海译文出版社 2006 年版，第 12 页。

② 杨瑞龙、周业安：《企业的利益相关者理论及其应用》，经济科学出版社 2000 年版，第 129 页。

利益相关者理论提供了新的视角，但在处理不同问题的时候并不能得出一致的结论。这就促使了人们对利益相关者广义理论的反思，当前的研究逐渐结合治理理论，探讨利益相关者是否参与到组织的治理过程中，以及利益相关者的利益诉求和具体行动如何影响到组织的发展。利益相关者参与治理的要素主要包括：利益相关者主体、主体的利益诉求、主体的具体行为以及利益相关者受到组织整体的影响等。据此，可以将利益相关者组成要素用函数来进行表示：

$$y=g\ (x_1,\ x_2\cdots\cdots x_n)$$

$$p_1=f_1\ (y,\ r_1);\ p_2=f_2\ (y,\ r_2);\ \cdots\cdots p_n=f_n\ (y,\ r_n)$$

该函数关系是对 n 个利益相关者的关系整合，其中 y 表示 n 个利益相关者产生的行为结果；$x_1,\ x_2\cdots\cdots x_n$ 表示利益相关者 1，$2\cdots\cdots n$ 的行为；$p_1,\ p_2\cdots\cdots p_n$ 表示各利益相关者 1，$2\cdots\cdots n$ 的利益；$r_1,\ r_2\cdots\cdots r_n$ 表示其他的影响因素。

（二）利益相关者的识别与分类

利益相关者理论是建立在利益相关者识别及根据不同的特征进行分类的基础上，不同的利益相关者与组织之间双向的影响关系存在着差异，因此，需要在将利益相关者识别出来之后进行相关的分类，以避免造成研究的混乱。利益相关者理论的发展及其在不同领域的应用实践为利益相关者的主体识别提供了依据和指南，不同时期的国外学者们在进行相关研究时，主要根据利益相关者的定义和内涵，提出不同的特征维度，从一个或多个特征维度入手对利益相关者进行识别分类（如表2-1所示）：

表2-1 利益相关者的分类标准及内容

序号	研究者	分类标准及内容
1	Mason（1981）	根据对企业问题及解决方法有既得利益，并有具体的影响关系，提出利益相关者的分辨维度：职责、地位、名望、社会参与、舆论导向、人口统计学、组织等
2	Freeman（1984）	从所有权、经济依赖性和社会利益三个不同角度对利益相关者进行了分类

续表

序号	研究者	分类标准及内容
3	Frederick （1988）	根据利益相关者与企业的利益关系及影响程度，将企业利益相关者分为直接利益相关群体与间接利益相关群体两类
4	Grant （1991）	根据群体与企业联系的紧密性，将企业分为首要利益相关者与次要利益相关者，将利益相关者分为支持型、边缘型、混合型与反对型四类
5	Charkham （1992）	根据企业与利益相关者之间是否存在交易性合同关系，将利益相关者分为契约型和公众型
6	Clakson （1995）	根据群体与企业联系的紧密性，分为首要利益相关者与次要利益相关者
7	Carroll （1996）	根据公司与利益相关者之间关系的正式性，分为直接利益相关者和间接利益相关者
8	Mitchell 等 （1997）	提出评分法，从合法性、权力性与紧急性三个属性上对可能的利益相关者进行评分，然后根据维度判断和打分将利益相关者分为确定型、预期型和潜在型
9	Wheeler （1998）	将社会性维度引入利益相关者分类，结合 Clakson 提出的紧密性维度，将利益相关者分为首要的社会性利益相关者、次要的社会性利益相关者、首要的非社会性利益相关者与次要的非社会性利益相关者四类

由表 2-1 可见，学界对于利益相关者的分类标准及内容各不相同。从具体的研究方法看，主要包括"概念分析法"和"定量评分法"两种。其中，概念分析法属于规范研究方法，通过对利益相关者的概念进行思辨分析，从不同的特征维度将利益相关者划分为不同的类别。Freeman 从所有权（ownership）、经济依赖性（economic dependence）和社会利益（social interest）三个不同角度对利益相关者进行了分类；[①] Frederick 则根据利益相关者与企业的利益关系及影响程度，将企业利益相关者分为直接利益相关群体（direct interest groups）与间接利益相关群体（indirect interest

---

① ［美］爱德华·弗里曼：《利益相关者理论现状与展望》，盛亚译，知识产权出版社 2013 年版，第 43 页。

groups) 两类；① Grant 按照威胁的潜力（potential for threat）与合作的潜力（potential for cooperation），将利益相关者分为支持型、边缘型、混合型与反对型四类；② Clarkson 根据群体与企业联系的紧密性，将企业分为首要利益相关者（prime stakeholders）与次要利益相关者（second stakeholders）；③ Wheeler 将社会性维度引入利益相关者分类，④ 结合 Clakson 提出的紧密性维度，将利益相关者分为首要的社会性利益相关者、次要的社会性利益相关者、首要的非社会性利益相关者与次要的非社会性利益相关者四类。

而定量评分法则是基于实证的数据基础，从不同的维度对利益相关者进行评分，然后根据分值的高低来确定利益相关者类型。这其中以 Mitchell 等提出的评分法（Score-Based Approach）为代表，⑤ 其核心是从合法性（legitimacy）、权力性（power）与紧急性（urgency）三个属性对可能的利益相关者进行评分，然后根据分值高低来确定利益相关者的类型。合法性是指某一群体是否被赋予法律上、道义上或特定的对于企业的索取权；权力性是指是否拥有影响企业决策的地位；紧急性则是指某一群体的要求能否立即引起企业管理层的关注。根据对上述三个属性的评分，可以将企业利益相关者分为三类：确定型利益相关者（definitive stakeholders）（如图2-1中的①）、预期型利益相关者（expectant stakeholders）（如图2-1中的②③④）、潜在型利益相关者（latent stakeholders）（如图2-1中的⑤⑥⑦）。在 Mitchell 等人的研究思路启发下，我国学者在利益相关者分类的实

---

① William C. Frederick, "From CSR 1 to CSR 2", *Business and Society*, Vol. 33, No. 2, 1994, pp. 150-164.

② T. S. Grant, "Strategy for Assessing and Managing Organizational Stakeholders", *Academy of Management Executive*, Vol. 5, No. 2, 1991, pp. 192-217.

③ M. Clarkson, "A Stakeholder Framework for Analyzing and Evaluating Corporate Social Performance", *Academy of Management Review*, No. 1, 1995, pp. 92-117.

④ D. Wheeler, "Including the Stakeholder: The Business Case", *Long Range Planning*, Vol. 31, No. 2, 1998, pp. 201-210.

⑤ R. K. Mitchell, B. R. Agle & D. J. Wood, "Toward a Theory of Stakeholder Identification and Salience: Defining the Principle of Whom and What Really Counts", *Academy of Management Review*, Vol. 22, No. 4, 2009, pp. 853-886.

证研究中也取得了一定成果，其中最具代表性的是陈宏辉基于主动性、重要性和紧急性三个维度上对利益相关者的排序，将企业利益相关者划分为核心利益相关者、蛰伏利益相关者和边缘利益博弈三类。①

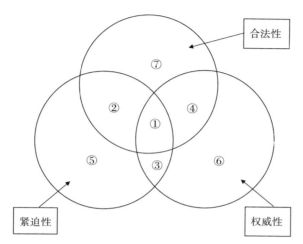

图 2-1 基于评分法的利益相关者分类

总体而言，利益相关者的识别与分类界定经历了一个"窄定义——宽认识——多维细分——属性评分"的演变过程。② 不同的研究者根据各自的研究方向提供了不同的利益相关者分类标准与内容，但都紧紧围绕利益相关者与组织间互动的核心，重视可操作性和实践的运用性。现阶段我国的相关研究多是沿用以上的经典范式。

二 协同治理理论

（一）治理的概念

20 世纪 70 年代以来，全球性经济危机带来的公共问题丛生，迫使西方发达国家试图重新探索国家与社会公共事务管理的新模式。同时，各种

① 陈宏辉：《企业的利益相关者理论与实证研究》，博士学位论文，浙江大学，2003年，第 182 页。

② 贾生华、陈宏辉：《利益相关者的界定方法述评》，《外国经济与管理》2002 年第 5 期。

社会组织逐渐兴起，伴随着政府改革的市场化、组织化和民主化进程，治理理论应运而生。当前，在网络检索中，"治理"一词几乎与"政府""民主"这些热门词汇同样常见，经过长期以来的理论研究和实践探索，治理理论已被运用于各种社会情境之中。罗茨在其开创性著作《理解治理》（Understanding Governance）中指出，治理拥有"最小国家、公司治理、新公共管理、善治、社会—控制系统、自组织网络"等六种不同的含义，[①] 并表示该词本身"其实并无含义"，但没有解释他自己的"规定性定义"（stipulative definition），也没有阐明规定性定义相对于其他定义的优点。2004 年，克斯伯根（Kersbergen）和沃尔登（Waarden）提出了九种治理的不同含义；2008 年，奥菲（Offe）甚至反问："治理"一词是否只是一个"空洞的符号"（empty signifier）。[②] 维基百科将全球治理（global governance）定义为"正式和非正式制度、机制和关系的结合，以及国家、市场、公民及政府间或非政府组织间的联结过程；由此全球层次的集体利益得以形成，权利和义务得以确立，各种分歧得到调和"。

治理在过去可能有多种含义，或没有具体的含义，但研究者更多地将其作为社会科学的重要概念，他们关注不依靠国家主权的体制建设，并论述"没有政府的治理"，这完全背离了"由国家权威进行治理"的威斯特伐利亚模式（即追求西方现有治理模式）。[③] 在随后的发展中，治理被应用于多个社会领域，并形成了"全球治理、国家治理、社会治理、地方治理、基层治理、城市治理、社区治理、边疆治理"等多个研究单元谱系。很难将这些庞杂的"治理"概念定义一一对应并形成统一的描述，但这些论述大部分都存在着一些相似的观点，即由于社会各阶层利益协调的问题，政府的角色和行政管理的方式需要变革，这需要政治经济权利的重新分配及公民社会的强大。

---

① 俞可平：《治理与善治》，社会科学文献出版社 2000 年版，第 87 页。

② ［法］让-皮埃尔·戈丹：《何谓治理》，钟震宇译，社会科学文献出版社 2010 年版，第 16 页。

③ 王诗宗：《治理理论及其中国适用性——基于公共行政学的视角》，博士学位论文，浙江大学，2009 年，第 36 页。

（二）治理的内涵

治理有着丰富的内在意蕴和广泛的理论基础，不同的治理概念导致了内涵的差异性，尽管这些差异给实践带来了许多困惑，但正如弗里德里克森所言："治理的定义并非是前后矛盾的，如果将这些概念整合起来，就会形成一个或一套相对比较严密的概念。"① 治理意味着国家与社会、市场加强互动联系，以应对日益增长的社会及其政策议题。相对于传统的统治或管理模式，治理意味着国家（政府）—社会关系的调整，而这种调整的目的在于应对原先在统治或管理过程中的不可调和性，在新型的治理过程中更加强调政府之外的社会、市场组织的力量，在一定程度上以政府为中心的管理被政府、社会和市场组织的多元治理所取代。

理解治理的内涵，可以从以下四个方面入手：（1）治理的目标。治理是运用权力在多种（正式/非正式）制度关系中去引导、控制与规范民众的各种活动，培育社会资本，最大限度地增进公共利益。（2）治理的主体。治理意味着多元主体的参与，政府、社会组织、市场组织和公众等多元主体都有着各自的优势，但政府始终占据"元治理"的地位。（3）治理的关系。治理意味着多元主体之间的合作伙伴关系，并由传统的自上而下的单向管理转变为横向的合作交流及纵向的双向互动。（4）治理的过程。在治理的过程中，存在着"过程层面""能力层面"和"制度层面"等三个层面的内涵，② 它是一个涉及多部门合作的长期持续互动的过程。

治理与公共管理也存在着一定区别，从效率、民主、权利、地方政府角色和地方官僚角色等核心概念来看（如表2-2所示），治理是通过多元主体的参与合作来实现权利的共享，并保障了各自利益的实现。20世纪80年代，在西方国家发起的"新公共管理"（new public management）运动对公共事务管理的理论与实践起到了深远的影响。曾经占据主导地位的官僚

---

① ［美］乔治·弗里德里克森：《公共行政的精神》，张成福译，中国人民大学出版社2003年版，第78页。

② 张昕：《转型中国的治理与发展》，中国人民大学出版社2005年版，第16页。

层级体制形式转变为以市场为基础的新公共管理形式，在西方发达国家向后工业社会转型发展过程中，旧公共管理理论的解释力和适用性明显不足，政府不断地受到社会组织和市场企业新的管理理念和方法的冲击，导致了传统框架下的官僚体制成为"僵化"和"低效"的代名词。

表 2-2　　　　　旧公共管理、新公共管理和治理理论的假设①

核心概念	旧公共管理的假设	新公共管理的假设	治理理论的假设
效率	通过官僚层级保障	通过竞争保障	通过合作和伙伴关系保障
民主	通过选举的座谈会保障；政治与管理的分离	由政治家规定的个人选择的集合体；政治政局稳定，管理的分离	通过参与保障；政治与行政没有出现分析性上的分离
权利	明显位于政府的核心	散布于市场，所以分权不存在问题	分化并在共同建设的网络中得到共享
地方政府角色	作为操控和控制机构的政府	政府为市场提供分权的环境	促进网络治理的政府
地方官僚角色	技术专家，为可预见的事业前景所驱动	为绩效激励所驱动的竞争的雇员	中介人和沟通者，部分为在动态工作环境中的自我发展前景所驱动

（三）协同治理理论的理论主旨

协同治理作为治理的新模式逐渐成为治理理论体系中的重要组成部分，协同治理实践的出现折射出当代社会转型发展的背景，时代的变迁带来了社会问题的改变，而相应的应对体系却未能随之同步。全球化的发展一定程度上削弱了国家的权威地位，新移民运动和跨国组织的影响日益增大，民族国家及其政府的权利日益削弱；② 而与此同时，新科技革命改变了人类的生产体系，这大大降低了物质生产材料和生产力储备对地理位置

---

① ［丹］安妮·米特·基亚尔：《治理与城市官僚体制》，载［英］戴维斯、［美］英布罗肖《城市政治学理论前沿》第三版，何艳玲译，格致出版社、上海人民出版社 2013 年版，第 168 页。

② 俞可平：《治理与善治》，社会科学出版社 2009 年版，第 14 页。

的要求，经济和地域的关系发生了深刻的变化。① 这些变化使得人类及社会之间相互依赖的程度不断加深，但也伴随产生了统一性和多样性的矛盾。在此背景下协同治理进入了人们的视野，开始成为解决日益复杂的社会问题的新模式。正如多纳休所言："我们生活在一个激变的时代，其压力和动乱的幅度达到前所未有的程度。没人会相信仅靠按比例增加合适的政府解决方案就是问题的答案。学者们更多地开始关注各个主体间的互动形式，共享裁量权的方式，合作协同与社会问题的匹配度等。"②

协同治理由"协同"和"治理"两个词构成，意在通过协同的方式实现治理的目标，其中"协同"一词在中英文语境下都具有共同工作的含义，即不同的主体为了同一目标而共同合作。现代协同论认为：通过协同有助于保持整个系统的有序和稳定，并能够从质和量两个方面放大系统的功效，创造演绎出局部所没有的新功能，因此从协同论意义上看，协同治理关注的是协同目标最终的实现及机制的有效性和合理性。全球治理委员会将协同治理定义为"一个建立在现有规制体系之上，通过协商解决冲突和矛盾，连续的有目的的过程"③，该理论确立了多元化主体在公共事务治理中的合法地位。但进一步延伸了这些多元主体在治理过程中的中心地位问题，于是出现了"政府中心说""社会主体中心论"等协同治理的中心主体讨论。综合国内外协同理论，本书将协同治理理解为一种制度安排，即特定的社会环境和制度条件下，多元化的利益相关者以共同的利益诉求为导向所形成的互相依赖的互动关系，以共同解决相关公共事务问题。

因此，协同治理表现为以下特征：（1）多元主体性。协同治理与传统的管理模式相比，治理主体包括政府部门、社会组织、市场企业和社会公众等。这些主体多元而协同地展开合作与竞争。（2）公共性。协同治理的

---

①　［法］皮埃尔·卡蓝默：《破碎的民主：试论治理的革命》，高凌翰译，生活·读书·新知三联书店 2005 年版，第 5 页。

②　［美］约翰·多纳休：《合作：激变时代的合作治理》，徐维译，中国政法大学出版社 2015 年版，第 3 页。

③　The Commission On Global Governance, *Our Global Neighborhood：The Report of The Commission On Global Governance*, New York：Oxford University Press, 1995, p. 23.

目的是解决公共事务问题，增加公共价值；当然在追求公共性的过程中，也不反对主体追求个体附加价值的利益诉求。（3）统一性。任何事物都存在对立与统一的辩证关系，协同治理强调合作，但也无法忽视行动过程中的对立关系，因此需要在正视多元主体间的竞争与分歧的基础上，充分发挥主体间有序的协同关系以提升效率，实现目标。（4）动态性。协同治理本身是由多个主体组成的复杂系统，对公共事务的治理更是一个动态发展的过程，治理的目标、行动、手段等都随着时间的变化和环境的改变而不断做出调整。因此，协同治理是随着系统内、外部变量的不断变化而动态调整的。

协同治理的运行结构链条包括系统环境、协同过程和协同效果三个组成部分（如图2-2所示）。系统环境是协同治理运行所依存的现实场域，其中政治与政策环境、权利与资源结构、社会与传统文化及冲突与合作历史所组成的初始情境是系统环境的基本构成要素，而协同动因、领导能力、外部压力和党政角色所组成的驱动因素是联结系统环境与协同过程的传动机制，从一定程度上起到促成、约束或限制协同治理开展的效果。协同过程是主体集聚、承诺协议、集体协商和协同行动相互作用的联动机制，与治理对象有着利益关系的多元主体集聚在一起，通过一定的渠道和方式表达自身的利益诉求并就治理过程中需要解决的问题进行对话和协商，形成相应的共识后建立参与治理的主体间相互信任、彼此依赖的合作关系，逐渐生成程序性协议和实质性协议的承诺并付诸行动。协同效果是协同治理的输出机制，为保证治理的效果需要明确权责划分，通过相应的监督问责机制对效果进行评估和反馈。

总体而言，协同治理是一种治理安排，指一个或多个公共机构与非政府利益相关者进行正式的、共识导向的和协商的集体决策，旨在制定或执行公共政策，或管理公共项目。协同治理强调时间、信任和相互依存关系，其中信任和相互依存的关系在一定程度上是内生的，是由协作过程本身所塑造的，因此，这两者的生成会直接影响到协同治理的进程与效果。

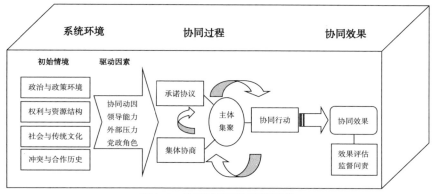

图 2-2 协同治理运行逻辑结构

第三节 老年人体育健康促进协同治理的方法架轨

现阶段我国老年人体育健康促进中利益结构的分化对其进一步优化发展提出了具体的要求，也促成了老年人体育健康促进治理的生成，通过对利益相关者理论和治理理论的梳理，逐渐明晰了老年人体育健康促进治理的理论依据。党的十八届三中全会将社会管理发展为社会治理，开启了打造现代化治理的新格局，在经济转轨、社会转型的新时代，由于政府、社会和市场的关系没有彻底厘清，政府越位、缺位的现象，社会组织权责不清晰，市场体制不成熟等问题都亟须通过治理来改善。老年人体育健康促进作为与人民切身利益密切相关的社会公共事务也理当通过治理来实现优化和可持续发展，确保人民群众体育、健康利益的保障，公平分享改革发展的成果。

一 利益相关者理论为老年人体育健康促进主体识别提供了理论依据

协同治理主张多元化的利益相关者以共识为导向共同参与、共同决策、共同行动，这意味着首先需要对我国老年人体育健康促进的利益相关者进行识别，明确主体的身份，然后才能围绕识别出的主体具体分析其利益诉求及不同主体间的利益冲突，进而探寻矛盾解决的协调机制。利益相关者理论研究初期以企业为研究对象，随着社会的转型发展，其理论体系不断丰富，利益相关者理论开始向公共部门渗透，逐渐超出了企业管理的范畴，并在法律、公共政策、行政管理等多个领域被广泛应用，特别是利益相关者理论体系中具体方法的工具性应用获得了不同领域研究者的一致认可。从不同阶段利益相关者理论的发展来看，研究的核心始终围绕组织与利益相关者之间的关系而展开，并通过利益关系者的识别和分类探讨其中的关系。其实质是科学合理的协调利益相关者的多重利益安排，以促进组织目标的形成。这一本质与本书优化老年人体育健康促进发展的总体研究目标相契合，而老年人体育健康促进的实践中存在着许多利益的主体，利益相关者理论对于主体的识别具有内在的适用性。

从理论角度来看，首先，尽管利益相关者理论提出的背景是基于经济学领域，但当前已有大量针对公共管理等其他学科领域的研究，其适用性已被证实。[①] 在经济学领域，利益相关者的行为由企业利润所决定，而公共领域利益相关者的行为由公众的兴趣或利益所决定，两者存在着共通，即都是在追逐组织或个人目标的同时影响着其他的相关群体。其次，利益相关者的概念通常与组织的社会责任及公共关系密切相关，尤其是在组织及个体面临利益诉求的时候，为了实现自身的利益，需要与系统中的其他利益相关者相互合作，在互动中实现目标。

从具体运用来看，首先，利益相关者针对的是研究对象所处的整体生态圈的分析。老年人体育健康促进是系统内部要素和外部环境共同作用的结果，将利益相关者理论应用于老年人体育健康促进实践有助于系统层面的整体研究。其次，老年人体育健康促进的参与主体对实践开展的影响程度不同，利益相关者理论中的米切尔（Mitchell）评分法从权威性（power）、紧迫性（urgency）和合法性（legitimacy）三个维度对利益相关者进行识别与本书的研究目标相契合，有助于设计更富有针对性的利益协调策略。

---

① ［美］爱德华·弗里曼：《利益相关者理论现状与展望》，盛亚、李靖华译，知识产权出版社 2013 年版，第 138 页。

　　总体而言，老年人体育健康促进的发展需要政府相关部门、社会组织、市场企业和老年人群体的广泛参与，而利益是决定这些主体是否参与及如何参与的直接因素。只有从利益视角入手，才能真正深入了解老年人体育健康促进发展的本质，通过对利益主体各自价值选择和行为方式的把握，探寻整体利益最大化的模式与机制，这是基于利益相关者理论框架研究我国老年人体育健康促进的基本理论依据。

二　协同治理理论为老年人体育健康促进的优化发展提供了实现路径

　　本书研究选择利益视角为核心切入点，而将协同治理看作是推动老年人体育健康促进优化发展的实现路径，之所以如此，在于多元主体参与是老年人体育健康促进的显著特征。主体的多元化意味着利益关系的庞杂和利益诉求的多样，带来了老年人体育健康促进中错综复杂的冲突和问题，但从另一个角度来看，这也构成了协同治理实现的前提条件。协同治理追求多元主体在充分参与的前提下，为实现利益的最大化，而平等地相互协作、达成共识，充分实现多元主体的利益表达、利益综合与利益协调，这一设计体现了更具优势的行动逻辑。

　　首先，协同治理有助于促进多元利益主体之间的彼此认同。在我国巨大的社会变革过程中，社会结构和利益关系发生了重大变化，这些变化表现在众多方面，但最为突出的是社会结构阶层化和利益关系市场化。[①] 要化解老年人体育健康促进主体间的利益冲突，需要通过利益关系的协调来实现，而承认利益主体多元化、体现参与的广泛性与包容性的协同治理模式就是一种有效路径。在追求利益最大化的过程中，协同治理允许不同参与主体就老年人体育健康促进治理充分表达自身的意见，通过利益协商机制重建不同参与主体之间的信任与合作关系，引导各方认同其他主体利益存在的合理性，从而实现老年人体育健康促进治理多元主体间的彼此认同。

　　其次，协同治理有助于提高公众对政府合法性的认同。政府的合法性

---

　　① 张翼：《当代中国社会结构变迁与社会治理》，经济管理出版社 2016 年版，第 45 页。

主要是通过最广大人民群众切身利益的实现而获得。而老年人体育健康促进的公共利益是包括老年人群、政府、社会组织、市场企业等在内的最广泛利益的集合，绝非某一特殊群体的利益，在这个集合中利益存在着多样性和差异性，这就需要协同治理来实现利益的多元诉求，使老年人群、社会组织和市场主体共同参与治理，为其利益表达创造机会，在利益协商机制的作用下形成相应的共识，使治理的过程尽可能体现科学性、民主性和合理性，增强公众对政府的认同。

最后，协同治理有助于激发多元主体的参与热情。老年人体育健康促进的涉及面广，要实现有效治理是一项艰巨的系统工程，应当尽可能地促进所有积极因素有效参与。在当前主体意识日益显著化、利益张力日益普遍化、体育需求日益多样化、参与诉求日益强烈化的情况下，纯粹依靠政府的行政命令显然难以应对。老年人体育健康促进的治理必须改变政府单一的组织管理模式，充分发挥市场机制的调节作用，鼓励与扶持老年人体育协会、组织及志愿者团体的发展，形成老年人体育健康促进治理的合力，推动实现其优化发展。

第三章 中国老年人体育健康促进利益相关者的主体识别与分析

承接上文,对我国老年人体育健康促进展开治理首先必须明确治理的主体。现代社会治理相对于传统的社会管理模式而言,其最核心的特质乃是公共权力主体多元化。① 多元主体参与老年人体育健康促进治理与其说是我国政府部门对老年人积极参与体育健康促进的主动回应,不如说是多元主体业已生成,并参与到老年人体育健康促进治理的实践需要政府部门主动创新治理制度而回答的理论与实践问题。伴随我国经济、社会的转型发展,非政府主体自下而上的成长壮大,并逐步分化为居民自治组织(社区)、社会组织、市场等不同类型的治理主体,这些主体在老年人体育健康促进中的行动均是出自于自身利益的理性选择行为。因此,本书从利益视角出发,依据利益相关者理论对治理的主体进行识别。

第一节 老年人体育健康促进利益相关者的主体识别

一 主体识别的设计与方法

通过前期关于利益相关者理论的文献梳理,可以发现不同的研究领域

---

① 赵孟营:《治理主体意识:现代社会治理的技术基础》,《中国特色社会主义研究》2015 年第 3 期。

针对利益相关者的主体识别主要集中于两种研究范式：一种是理论研究的范式，通过文献梳理和主观的经验判断来对研究对象的利益相关者进行识别；另一种是实证研究的范式，采用定性和定量相结合的方法，通过借鉴米切尔的"多维评分法"展开利益相关者的识别。这两种研究范式有着鲜明的特点，前者偏重于主观的经验判断，能揭示现实中无法解释的关键性问题；而后者可以较为客观地呈现现状，可操作性较强。本书在理论分析的基础上，运用实证研究的方法对老年人体育健康促进的利益相关者进行主体识别（如图3-1所示）。

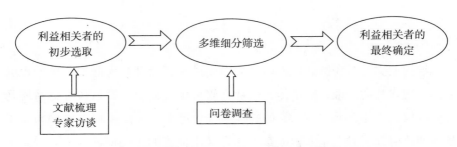

图3-1 老年人体育健康促进利益相关者主体识别的方法图示

（一）利益相关者的初步选取

通过前文中对我国老年人体育健康促进现状特点分析及从利益视角下对当前实践中的问题辨识，结合利益相关者理论可知，那些受老年人体育健康促进的影响，同时其行为又影响着实践发展的群体是老年人体育健康促进的利益相关者。因此，从该关系出发，在文献研究的基础上梳理了政府部门、社区、体育协会（组织）、为老年人提供体育和健康产品（服务）的企业、家庭成员等利益相关者候选项；此外，采用访谈法对相关专家进行深度访谈以获取更多的信息。专家的选取主要依据两个方面，一是本书研究文献综述中所统计的我国老年人体育研究发文量前十位的专家学者；二是以"老年人体育"或"老年人健康"为主题获得国家社会科学基金项目立项的专家学者，其中共计6位专家完成了本研究的访谈，并提供了大量宝贵的信息和意见。通过专家访谈，不仅确定了先前文献梳理所得的利益相关者候选项，还增加了部分新的候选项，例如，舆论媒体。新闻媒体通过大众传媒对社会现象的挖掘和探究，促成将媒体的议程设置上升为社会改革的议题。在老年人体育健康促进中，舆论媒体也扮演着重要的角色，一方面，老年人通过体育锻炼促进健康的实践活动为媒体提供了报道的素材；另一方面，媒体的报道也向社会和老年人群体提供了有效的资讯，甚至通过发现问题，引发社会关注，进而凝聚社会共识，促成了相应的社会行为。

笔者在文献梳理和专家访谈的基础上，共总结出十类老年人体育健康促进的利益相关者，分别为：政府部门、社区、老年人体育协会（组织）、老年人志愿者团体、为老年人提供体育和健康产品（服务）的企业、家庭成员、老年人群体、舆论媒体、医疗机构和保险公司。

（二）多维细分筛选

Mitchell 关于利益相关者分类模型为我们对老年人体育健康促进的利益相关者进行主体识别与分类提供了良好的理论借鉴。本书研究借鉴"多维细分法"，依据"米切尔评分量表"，结合研究的实际需要自制了《我国老年人体育健康促进利益相关者识别调查问卷》，采用问卷调查法对老年人体育健康促进利益相关者的边界和属性进行实证研究。从第一轮专家调查问卷的发放至最后一轮专家调查问卷的回收，每一轮问卷的发放与回收时间基本都控制在两周之内完成。第一轮问卷的发放，为专家提供了研究的资料和背景，请专家对所提供的利益相关者候选项是否符合研究目的进行判断，若同意该候选项为利益相关者，则从权力性、合理性和紧急性三个维度进行五分制赋值，并选择出判断的依据，提出改进的意见。在对回收的问卷进行统计分析后，依据统计结果、结合专家给出的意见，修订发放第二轮的专家调查问卷，并附第一轮的统计结果以供专家参考，直至最后一轮专家问卷结果与上一轮的专家问卷结果基本趋于一致，专家意见不再改变时结束调查。

1. 专家的代表性

本研究以老年人体育健康促进为研究对象，根据研究的目标和内容，采用 Delphi 法进行问卷调查。在调查中通过匿名的方式向预先确定好的专家广泛征求意见，经过多轮（一般情况下，至少要两轮）的信息交流和反馈，逐步实现专家意见的统一。而利用该方法进行调查的关键在于咨询专家的选择，选取的专家不仅需要有扎实的理论功底，而且也要具有一定的实践经验。一般情况下，要选择与研究主题相关的、从事该领域研究十年以上且具有一定研究基础的专家，如果专家的选择不合理或指向性不明确，会导致评分结果的偏差，也会由于专家对问题的不清楚而导致问卷回收率的下降。本书研究咨询专家的选取主要从学术贡献和研究经历两个方面展开，其中学术贡献依据该专家是否获得相关国家级课题的立项及学术期刊发文量进行判别，研究经历主要从该专家的工作年限和学历职称等方面进行判别。此外，参与调查的专家数量对调查结果也会产生影响，有研究指出，预测的精度与参加咨询的专家数量呈函数关系，随着参与咨询的人数增多，其预测精度会不断提高，但当参加数量接近 15 人时，如果再进一步增加专家人数对预测精度的影响不大。因此，在保证专家回答率和有效回收问卷的基础上，选择专家的数量只要能够使预测达到所要求的评价目的即可。

据此，本书研究共选取了 20 位专家进行问卷调查，三轮调查全部完成的有 16 位专家，专家的基本情况如表 3-1 所示。由该表可知，本研究所选取的专家 50 周岁以上的有 7 人，占 43.75%，40—49 周岁的有 6 人，占 37.5%，30—39 周岁的有 3 人，占 18.75%；其中，男性 12 人，占 75%；女性 4 人，占 25%。值得一提的是在所有受访专家中，受教育程度为博士研究生的有 15 人，占 93.75%，并全部为副高级以上职称，高学历、高职称的专家小组构成也为本研究的利益相关者识别增添了权威性。

表 3-1　　　　　　　　本研究咨询专家基本情况表（N=16）

	项目类别	人数	比例（%）
年龄	30—39 周岁	3	18.75
	40—49 周岁	6	37.5
	50 周岁以上	7	43.75
性别	男性	4	25.00
	女性	12	75.00

续表

	项目类别	人数	比例（%）
受教育程度	本科	0	0
	硕士研究生	1	6.25
	博士研究生	15	93.75
职称	中级	0	0
	副高级	5	31.25
	高级	11	68.75

2. 专家的积极性

专家的积极系数一般通过专家咨询问卷的回收率来表示，回收率的大小一定程度上反映了专家对调查研究的关心重视程度。艾尔·巴比认为，[①]回收率是受访者样本代表性的一项指标，较高的问卷回收率，偏误也较小。如果要进行分析和报告的撰写，"问卷回收率至少要有50%才是足够的；至少达到60%的回收率才算是好的；而达到70%就非常好"[②]。回收率能够在一定程度上反映专家对调查研究的关心程度，较高的问卷回收率是专家问卷调查的基础。计算公式为：专家调查问卷的积极系数=回收问卷数/发放问卷数*100%。研究指出，可以用来分析展开研究的最低回收率为50%，较好的回收率是60%，能够达到70%的回收率就非常好了。国内进行专家调查问卷的回收率一般在69.2%—90.48%之间。

本研究调查问卷的发放与专家访谈同步进行，特别是第二轮和第三轮调查主要采取纸质版当面发放的形式进行，因此回收率较高。如表3-2所示，第一轮共计发放专家调查问卷20份，回收问卷16份，有效问卷16份，回收率为80%，有效问卷率为80%。在对第一轮回收的有效问卷进行统计整理之后，结合专家给出的具体意见和建议，制定了第二轮专家调查

---

① ［美］艾尔·巴比：《社会研究方法》第十版，邱泽奇译，华夏出版社2005年版，第253页。

② ［美］艾尔·巴比：《社会研究方法》第十版，邱泽奇译，华夏出版社2005年版，第253页。

问卷，并向第一轮有效填写问卷的 16 位专家进行咨询、调查，第二轮共计发放问卷 16 份，回收问卷 16 份，有效问卷 16 份，问卷的回收率和有效率均为 100%。结合第二轮专家问卷的建议制定了第三轮专家调查问卷，并向第二轮有效填写问卷的 16 位专家进行咨询、调查，第三轮共计发放问卷 16 份，回收问卷 16 份，有效问卷 16 份，问卷的回收率和有效率均为 100%。三轮专家咨询问卷的回收率结果，说明咨询专家认为本次研究具有较大的意义和重要性，参与本次研究具有较高的积极性（如表 3-2 所示）。

表 3-2　　　　　　　　　　本研究咨询专家的积极系数

调查轮次	发放问卷数	回收问卷数	有效问卷数	问卷回收率（%）	问卷有效率（%）
第一轮	20	16	16	80	80
第二轮	16	16	16	100	100
第三轮	16	16	16	100	100

3. 专家的权威度

本书从利益视角出发，对我国老年人体育健康促进的治理展开研究，其中涉及的利益相关者主体识别相对复杂，这就需要对专家咨询的意见综合评价以提高准确度。但是不同的专家有着各自的学术背景和实践经验，选用的评价方法各不相同，这就容易导致调查得出的评价结论不一致。因此，需要对咨询专家的权威度进行判断。专家权威度可以衡量专家在某一领域评价群体中的影响力，影响力大的专家对事物的本质剖析相对比较深入，得出的评价结论也更具有说服力。当前，专家权威度的确定方法主要是采用专家权重。按照计算权重时采用数据的来源可分为三种：（1）主观法，主要根据专家的名望、地位以及研究领域来确定权重；（2）客观法，依据规则通过数据分析进行自动赋权，客观赋值法采用定量化赋值，客观性强，但由于存在不同的评价方法，会得到不同的赋权方案，而且缺少对评价者本身逻辑性的评价；（3）主客观结合法，主要结合前两种方法的特点，兼顾到定量与定性的特点，以此来确定专家对评价问题的影响力。Delphi 法专家的权威程度系数（Cr）常被用来表示 Delphi 法中专家的权威程度，其系数的大小主要受两种因素的影响，一是专家对指标的熟悉程度系数（Cs），二是专家对指标的判断依据系数（Ca），Cs 和 Ca 的算数平均数即为专家的权威程度系数，计算公式为 Cr＝（Ca+Cs）/2。权威系数的取值范围一般在 0—0.95 之间，通常认为权威系数达到 0.7 以上就非常好。

　　权威程度判断主要是通过专家判断依据量表和熟悉程度量表的得分计算而来。本研究专家对指标的判断依据从"理论分析""实践经验""国内外同行了解""直觉"这四个方面按照大、中、小三种等级进行选择，若是理论分析，大、中、小的量化值依次为 0.3、0.2、0.1，若是实践经验，量化值依次为 0.5、0.4、0.3，若是国内外同行了解或直觉判断，大、中、小的量化值则均为 0.1（如表 3-3 所示）。

表 3-3　　　　　　　专家对指标重要程度判断依据（Ca）量化表

判断依据	大	中	小
理论分析	0.3	0.2	0.1
实践经验	0.5	0.4	0.3
同行了解	0.1	0.1	0.1
直觉判断	0.1	0.1	0.1

　　专家对指标的熟悉程度划分为六个等级，分别是"很熟悉""较熟悉""熟悉""一般熟悉""较不熟悉""很不熟悉"，其量化值依次为 1、0.8、0.6、0.4、0.2、0（如表 3-4 所示）。

表 3-4　　　　　　　专家对指标熟悉程度（Cs）量化表

熟悉程度	量化值
很熟悉	1
较熟悉	0.8
熟悉	0.6
一般熟悉	0.4
较不熟悉	0.2
很不熟悉	0

本研究专家对指标的判断依据系数均值为 0.89，熟悉程度系数均值为 0.82，权威程度系数均值为 0.86（如表 3-5 所示）。说明本研究专家权威程度处于较高的水平，也反映出受访专家对老年人体育健康促进领域非常熟悉，提供的反馈信息可信度较高，其参考和利用价值也较大。

表 3-5 　　　　　　　　　　本研究专家权威程度系数表

判断依据系数	熟悉程度系数	权威程度系数
0.89	0.82	0.86

4. 专家意见的协调程度

在对研究对象进行专家咨询时，常常会面临多个评价结果是否存在评价一致性的情况，如果评价不一致，那么评价结果会存在随意性，评价就显得意义不大。为此，需要对专家评价意见的协调程度进行判断，专家意见的协调程度采用专家协调系数表示，协调系数不仅反映了不同专家意见的一致性，也是咨询结果可信程度的指标。专家意见的协调程度主要有两种表示方法，一是变异系数，变异系数反映全部评判专家对某一项指标的协调系数，数值越小，表示专家对某一指标的判断分歧越小，说明专家对单个指标的协调程度越高，一般认为标准差小于 1，变异系数小于 0.2，为可接受程度；另一种是 Kendall 协和系数，Kendall 协和系数反映所有专家对所有指标的协调系数，协调系数的值在 0—1 之间，数值越高表示专家意见越趋于一致。目前在医疗卫生领域开展的大型指标体系构建研究中，认为协调系数在 0.5 左右变化是合理的。需要注意的是在进行 Kendall 协和系数检验时，应将注意力放在 W 系数值的大小，而不是检验结果是否有统计学意义上。本研究采用 Kendall 协和系数来评价专家意见的协调程度，并采用 X^2 检验对协调系数的显著性进行检验，当 P 值 <0.05 时，则说明结果可取。

由表 3-6 可见，针对老年人体育健康促进利益相关者中权力性维度，三轮专家评分的标准差均小于 1，且第三轮除社区之外的全部指标变异系数都在 0.2 以下，总体处于可接受范围之内，且第三轮专家意见与第二轮相比基本不再改变。

表3-6　　　　　三轮专家咨询权力性指标变异系数统计量（N＝16）

	第一轮			第二轮			第三轮		
	均值	标准差	变异系数	均值	标准差	变异系数	均值	标准差	变异系数
政府部门	4.92	0.27	0.05	4.85	0.37	0.08	4.85	0.37	0.08
社区	3.69	0.82	0.22	3.75	0.79	0.21	3.77	0.80	0.21
老年人体育组织	3.08	0.80	0.26	3.15	0.62	0.19	3.15	0.62	0.19
老年人志愿者团体	1.85	0.48	0.26	2.08	0.35	0.16	2.08	0.35	0.16
企业	1.92	0.54	0.28	2.15	0.29	0.18	2.15	0.29	0.18
家庭成员	3.85	0.70	0.18	3.62	0.55	0.15	3.62	0.55	0.15
老年人	4.08	0.90	0.22	4.15	0.80	0.19	4.15	0.80	0.19
舆论媒体	3.08	0.50	0.16	2.85	0.53	0.18	2.85	0.53	0.18
医疗机构	2.08	0.30	0.14	2.08	0.39	0.18	2.08	0.39	0.18
保险公司	1.77	0.50	0.28	1.80	0.22	0.12	1.85	0.24	0.12

由表3-7可见，针对老年人体育健康促进利益相关者中合理性维度，三轮专家评分的标准差均小于1，第三轮全部指标的变异系数都在0.2以下，处于可接受范围之内，且第三轮专家意见与第二轮相比基本不再改变。

表3-7　　　　　三轮专家咨询合理性指标变异系数统计量（N＝16）

	第一轮			第二轮			第三轮		
	均值	标准差	变异系数	均值	标准差	变异系数	均值	标准差	变异系数
政府部门	4.23	0.89	0.21	4.46	0.65	0.14	4.46	0.65	0.14
社区	3.85	0.66	0.17	4.08	0.49	0.12	4.08	0.49	0.12
老年人体育组织	3.92	0.30	0.08	4.15	0.64	0.15	4.15	0.64	0.15

续表

	第一轮			第二轮			第三轮		
	均值	标准差	变异系数	均值	标准差	变异系数	均值	标准差	变异系数
老年人志愿者团体	3.15	0.20	0.06	3.46	0.65	0.19	3.46	0.65	0.19
企业	2.69	0.30	0.11	3.23	0.57	0.17	3.23	0.57	0.17
家庭成员	4.62	0.62	0.14	4.69	0.62	0.13	4.69	0.62	0.13
老年人	4.77	0.58	0.12	4.54	0.62	0.14	4.54	0.62	0.14
舆论媒体	3.54	0.80	0.23	3.50	0.59	0.17	3.54	0.57	0.16
医疗机构	3.15	0.53	0.17	3.08	0.46	0.15	3.08	0.46	0.15
保险公司	3.85	0.66	0.17	3.92	0.71	0.18	3.92	0.71	0.18

由表3-8可见，针对老年人体育健康促进利益相关者中紧急性维度，三轮专家评分的标准差均小于1，第二轮全部指标的变异系数都在0.2以下，处于可接受范围之内，且第三轮专家意见与第二轮相比基本不再改变。

表3-8　　　三轮专家咨询紧急性指标变异系数统计量（N=16）

	第一轮			第二轮			第三轮		
	均值	标准差	变异系数	均值	标准差	变异系数	均值	标准差	变异系数
政府部门	4.62	0.62	0.14	4.54	0.65	0.14	4.54	0.65	0.14
社区	4.08	0.83	0.20	4.00	0.72	0.18	4.00	0.72	0.18
老年人体育组织	3.38	0.65	0.19	3.69	0.64	0.17	3.69	0.64	0.17
老年人志愿者团体	2.92	0.80	0.27	3.08	0.59	0.19	3.08	0.59	0.19
企业	2.69	0.60	0.22	3.15	0.46	0.15	3.15	0.46	0.15
家庭成员	4.08	0.83	0.20	3.92	0.71	0.18	3.92	0.71	0.18
老年人	4.62	0.84	0.18	4.38	0.65	0.15	4.38	0.65	0.15

续表

	第一轮			第二轮			第三轮		
	均值	标准差	变异系数	均值	标准差	变异系数	均值	标准差	变异系数
舆论媒体	3.00	0.50	0.17	3.38	0.55	0.16	3.38	0.55	0.16
医疗机构	2.31	0.46	0.20	2.20	0.37	0.17	2.23	0.38	0.17
保险公司	2.77	0.80	0.29	2.77	0.42	0.15	2.77	0.42	0.15

由表 3-9 可见，权力性维度第一轮专家的协调系数 W 为 0.64，P<0.01，第二轮专家咨询后协调系数上升至 0.69，且 P<0.01；合理性维度第一轮专家的协调系数 W 为 0.39，P<0.01，第二轮专家咨询后协调系数上升至 0.42，且 P<0.01；权力性维度第一轮专家的协调系数 W 为 0.42，P<0.01，第二轮专家咨询后协调系数上升至 0.47，且 P<0.01，第三轮专家问卷与第二轮专家问卷的协调系数一致。表明结果可信可取，经过三轮的专家咨询，专家对所有指标有较好的协调程度。

表 3-9　　　　　　　　　三轮专家咨询意见协调系数对比表

		Kendall's Wa	卡方	渐近显著性
权力性维度	第一轮指标	0.64	74.47	P<0.01
	第二轮指标	0.69	80.26	P<0.01
	第三轮指标	0.69	80.24	P<0.01
合理性维度	第一轮指标	0.39	45.12	P<0.01
	第二轮指标	0.42	49.60	P<0.01
	第三轮指标	0.42	49.61	P<0.01
紧急性维度	第一轮指标	0.42	49.62	P<0.01
	第二轮指标	0.47	54.63	P<0.01
	第三轮指标	0.47	54.62	P<0.01

5. 调查问卷的信度和效度

信度即可靠性，它反映的是采用同种方法对同一对象进行多次测量后所得结果的一致性程度。信度的常见测量方法有重测信度法、复本信度法、折半信度法、Cronbach α 信度系数法等，本研究采用 Cronbach α 信度系数法对三轮专家调查问卷的信度进行测量。一般而言，总体 Cronbach α 信度系数在 0.7 以上，即说明问卷的可信度较高。通过 SPSS 22.0 软件计算得出本研究三轮问卷的 Cronbach α 信度系数皆大于 0.7，说明三轮专家调查问卷的内部一致性都比较好，信度可靠（如表 3-10 所示）。

表 3-10 三轮专家调查可靠性统计表（N=16）

指标	Cronbach's Alpha	基于标准化项的 Cronbach's Alpha
第一轮专家调查问卷指标	0.949	0.948
第二轮专家调查问卷指标	0.971	0.970
第二轮专家调查问卷指标	0.970	0.969

问卷的效度即所谓的有效性，本研究专家调查问卷在国内外文献综述的基础上，并结合专家的访谈而确定，基本上保证了问卷的内容及结构的全面性。为了校验调查问卷的效度，通过专家对问卷的结构效度和内容效度分别进行打分，经统计后三轮专家调查问卷的效度分别为 0.82 和 0.88，由此说明本研究所采用的调查问卷具有较好的效度。

二 调查问卷的统计与分析

（一）权力性维度的评分

首先，将专家从权力性维度对老年人体育健康促进利益相关者候选项的评分结果进行整理，利用 SPSS 22.0 软件进行描述性统计，结果如表 3-11所示。其次，利益相关者候选项之间的差异不能仅仅依靠均值的大小来进行推断，还需要做进一步的统计检验，来判断利益相关者候选项两两之间的均值差是否具有统计学意义。因此，采用配对样本 T 检验对每两个利益相关者候选项的均值进行统计检验，结果如表 3-12 所示。

表3-11　老年人体育健康促进利益相关者权力性维度评分的描述性统计

	有效样本 （N）	最小值 （Min）	最大值 （Max）	平均数 （Mean）	标准差 （Std. D.）
政府部门	16	4	5	4.85	0.37
社区	16	2	5	3.77	0.80
老年人体育组织	16	2	5	3.15	0.62
老年人志愿者团体	16	1	3	2.08	0.35
企业	16	1	3	2.15	0.29
家庭成员	16	3	5	3.62	0.55
老年人	16	3	5	4.15	0.80
舆论媒体	16	1	4	2.85	0.53
医疗机构	16	1	3	2.08	0.39
保险公司	16	1	3	1.85	0.24

表3-12中数据所代表的含义：未加括号的数据表示任意两个利益相关者之间在重要性维度上的均值之差，括号内的数据是T检验值。* 和** 分别代表均值之差在0.05和0.01水平上存在显著性差异。本章其余所做的配对样本T检验的结果数据含义都与此类似。

综合表3-11和表3-12的统计结果，从权力性维度上来看，政府部门、老年人和社区的权力性评分最高。关于权力的定义，国际上主要分为伯特兰·罗素、马克斯·韦伯和罗伯特·达尔三个主要的思想流派。[①] 其中，伯特兰·罗素将权力定义为"达成预定效果的能力"，即"如果A比B有更多达成其预定目的的能力，A就比B更有权力"。[②] 相对于罗素的定义，马克斯·韦伯则强调权力作为主体所具有的"意愿"，在其《经济与社会》著作中，韦伯认为，"权力是社会关系中的主体在面临抵抗的条件下

---

① 韩真、张春满：《在全球化环境下重新定义和测量权力》，《社会科学》2014年第6期。

② Bertrand Russell, *Power: A New Social Analysis*, London: George Allen & Unwin Ltd., 1938, p. 24.

表3-12 权力性维度评分均值差异的配对样本 T 检验

	政府部门	社区	老年人体育组织	老年人志愿者团体	企业	家庭成员	老年人	舆论媒体	医疗机构
社区	(1.08**) 4.07								
老年人体育组织	(1.69**) 5.915	(0.62) 1.76							
老年人志愿者团体	(2.76**) 12.00	(1.69**) 5.162	(1.08**) 4.07						
企业	(2.69**) 11.36	(1.61**) 4.62	(1.00**) 2.36	(-0.08) -0.32					
家庭成员	(1.23**) 5.333	(0.15) 0.48	(-0.46) -1.32	(-1.54**) -4.63	(-1.46**) -4.68				
老年人	(0.69*) 2.635	(-0.39) -0.96	(-1.00**) -2.449	(-2.08**) -5.67	(-2.00**) -7.21	(-0.53) -1.85			
舆论媒体	(2.00**) 8.82	(0.92*) 2.80	(0.31) 0.938	(-0.77*) -2.993	(-0.69*) -2.92	(0.77*) 3.33	(1.31**) 5.52		
医疗机构	(2.77**) 12.00	(1.69**) 4.88	(1.08**) 2.501	(0.00) 0.00	(0.08) 1.00	(1.54**) 5.73	(2.08**) 7.85	(0.77*) 3.33	
保险公司	(3.00**) 13.25	(1.92**) 7.27	(1.31**) 4.25	(0.23) 1.148	(0.31) 1.76	(1.77**) 6299	(2.31**) 8.07	(1.00**) 4.41	(0.23) 1.148

仍具有的强行执行其自身意愿的可能性"①。而20世纪50年代在西方政治学和国际关系学领域中兴起的行为主义革命代表人物罗伯特·达尔将权力定义为"A能够让B去做B本身并不感兴趣的或者原本不会去做的一件事的能力"②。由此也可以看出，对于权力概念的界定逐渐从"此在的权力"视角向"作为结果的权力"视角转变。在老年人体育健康促进中，政府部门是最能够体现权力的利益相关者，在我国，与老年人体育健康促进相关的宏观设计和中观协调都是在政府的主导下开展，相对于其他的利益相关者，政府更加具备让其他主体去做自身原本不感兴趣或不会去参与的老年人体育健康促进实践的能力。社区作为我国城市社会、政治和行政组织的基本单位，尽管不能从宏观层面参与老年人体育健康促进的政策制定，但由于与老年人群联系更加紧密，对于实际活动的开展具有更多的话语权和管制权。而老年人对于自身是否参与到体育健康促进中来具有意愿上的主导权，老年人体育健康促进行为的产生更多的是来自个体的认知、态度和意识。

（二）合理性维度的评分

首先，将专家从合理性维度对老年人体育健康促进利益相关者候选项的评分结果进行整理，利用SPSS 22.0软件进行描述性统计，结果如表3-13所示。其次，利益相关者候选项之间的差异不能仅仅依靠均值的大小来进行推断，还需要做进一步的统计检验，来判断利益相关者候选项两两之间的均值差是否具有统计学意义。因此，采用配对样本T检验对每两个利益相关者候选项的均值进行统计检验，结果如表3-14所示。

表3-13 老年人体育健康促进利益相关者合理性维度评分的描述性统计

	有效样本（N）	最小值（Min）	最大值（Max）	平均数（Mean）	标准差（Std. D.）
政府部门	16	3	5	4.46	0.65

① Max Weber, *Economy and Society: An Outline of Interpretive Sociology*, New York: Bedminister Press, 1968, p. 53.

② Robert Dahl, "The Concept of Power", *Behavioral Science*, No. 2, 1957, p. 202.

续表

	有效样本（N）	最小值（Min）	最大值（Max）	平均数（Mean）	标准差（Std. D.）
社区	16	3	5	4.08	0.49
老年人体育组织	16	3	5	4.15	0.64
老年人志愿者团体	16	3	5	3.46	0.65
企业	16	2	4	3.23	0.57
家庭成员	16	3	5	4.69	0.62
老年人	16	3	5	4.54	0.62
舆论媒体	16	3	5	3.54	0.57
医疗机构	16	1	4	3.08	0.46
保险公司	16	3	5	3.92	0.71

综合表 3-13 和表 3-14 的统计结果，从合理性维度上来看，家庭成员、老年人和政府的合理性评分最高。马克斯·韦伯认为合理性来源于与社会准则和正式法律的一致性。这一概念是基于冲突观的基础上，强调了合理性来源于一致性。而萨奇曼从评价和认知两个维度提出："合理性是由社会建构的规范、价值、信念和意义系统中，某个实体所进行的活动被认为是合意的、恰当的、合适的普遍性感知或假定。"[①] 他认为合理性来源于社会观众的判断，这个判断过程是一种评价活动，但评价的标准是来自社会建构的规则，评价的主体不是单独个体，而是集体观众的普遍性判断。在老年人体育健康促进中，家庭成员从家庭的经济开支、老人的生活照料及精神慰藉等方面选择对老年人体育健康促进的支持与否，该利益相关者的态度和行为不仅与其观念认识和价值判断相关，也与日常生活的经验现实相协调，老年人群也同样如此。政府部门更多的是从组织角度去判

① M. C. Suchman, "Managing Legitimacy: Strategic and Institutional Approaches", *Academy of Management Review*, Vol. 20, No. 3, 1995, pp. 571-610.

表3-14　合理性维度评分均值差异的配对样本T检验

	政府部门	社区	老年人体育组织	老年人志愿者团体	企业	家庭成员	老年人	舆论媒体	医疗机构
社区	(0.38) 1.81								
老年人体育组织	(0.31) 1.17	(-0.08) -0.37							
老年人志愿者团体	(1.00**) 3.34	(0.62*) 2.55	(0.69*) 2.92						
企业	(1.23**) 4.38	(0.85**) 3.09	(0.92**) 4.38	(0.23) 0.90					
家庭成员	(-0.23) -0.90	(-0.62*) -2.89	(-0.54*) -2.50	(-1.23**) -4.79	(-1.46**) -4.68				
老年人	(-0.08) -0.29	(-0.46) -1.90	(-0.38) -1.33	(-1.08**) -3.74	(-1.31**) -4.25	(0.15) 0.69			
舆论媒体	(0.92**) 5.20	(0.54) 2.01	(0.62*) 2.55	(-0.08) -0.27	(-0.31) -1.17	(1.15**) 4.22	(1.00**) 3.61		
医疗机构	(1.38**) 5.20	(1.00**) 3.95	(1.08**) 4.07	(0.38) 1.24	(0.15) 0.46	(1.62**) 5.20	(1.46**) 5.45	(0.46) 1.59	
保险公司	(0.54) 1.62	(0.15) 0.49	(0.23) 0.71	(-0.46) -1.48	(-0.69) -1.74	(0.77*) 2.54	(0.62*) 2.89	(-0.38) -1.24	(-0.85**) -3.40

断"是否去做正确的事"，从道义上进行"规范性价值判断"，政府若从国家的整体稳定发展出发，从减轻国家社会保障压力的角度，支持老年人体育健康促进确实具备相当的合理性。

（三）紧急性维度的评分

首先，将专家从紧急性维度对老年人体育健康促进利益相关者候选项的评分结果进行整理，利用 SPSS 22.0 软件进行描述性统计，结果如表3-15所示。其次，利益相关者候选项之间的差异不能仅仅依靠均值的大小来进行推断，还需要做进一步的统计检验，来判断利益相关者候选项两两之间的均值差是否具有统计学意义。因此，采用配对样本 T 检验对每两个利益相关者候选项的均值进行统计检验，结果如表 3-16 所示。

表3-15 　老年人体育健康促进利益相关者紧急性维度评分的描述性统计

	有效样本（N）	最小值（Min）	最大值（Max）	平均数（Mean）	标准差（Std. D.）
政府部门	16	3	5	4.54	0.65
社区	16	3	5	4.00	0.72
老年人体育组织	16	3	5	3.69	0.64
老年人志愿者团体	16	1	5	3.08	0.59
企业	16	1	4	3.15	0.46
家庭成员	16	3	5	3.92	0.71
老年人	16	3	5	4.38	0.65
舆论媒体	16	1	5	3.38	0.55
医疗机构	16	1	3	2.23	0.38
保险公司	16	1	4	2.77	0.42

综合表3-15和表3-16的统计结果，从紧急性维度上来看，政府部门、老年人和社区的紧急性评分最高。紧急性在韦氏词典中（*Merriam-Webster Dictionary*）是"要求立即处理"的意思。在本研究中，利益相关者的紧急性可以理解为其要求所立即采取行动的程度。紧急性依赖于两个

表3-16　合理性维度评分均值差异的配对样本T检验

	政府部门	社区	老年人体育组织	老年人志愿者团体	企业	家庭成员	老年人	舆论媒体	医疗机构
社区	(0.54) 1.85								
老年人体育组织	(0.85**) 3.40	(0.31) 1.17							
老年人志愿者团体	(1.46**) 3.79	(0.92**) 3.49	(0.62*) 2.31						
企业	(1.38**) 4.45	(0.85**) 3.09	(0.54) 1.85	(-0.08) -0.29					
家庭成员	(0.62) 1.67	(0.08) 0.25	(-0.23) -0.71	(-0.85*) -2.67	(-0.77*) -2.54				
老年人	(0.15) 0.46	(-0.38) -1.44	(-0.69*) -2.25	(-1.31**) -3.99	(-1.23**) -4.38	(-0.46) -1.90			
舆论媒体	(1.15**) 3.25	(0.62) 1.76	(0.31) 1.00	(-0.31) -1.00	(-0.23) -0.71	(0.54) 1.29	(1.00*) 2.79		
医疗机构	(2.31**) 7.50	(1.77**) 6.88	(1.46**) 4.40	(0.85*) 2.67	(0.92**) 3.86	(1.69**) 5.50	(2.15**) 8.64	(1.15**) 3.09	
保险公司	(1.77**) 7.67	(1.23**) 4.79	(0.92*) 2.80	(0.31) 0.81	(0.38) 1.24	(1.15*) 2.65	(1.62**) 5.58	(0.62) 1.60	(-0.54) -2.01

方面，一方面是时间的敏感性程度。Wartick 认为，① 在问题管理上，不同的时间紧急程度对利益相关者起到了不同的影响作用。另一方面是利益相关者诉求的关键性程度。研究认为，不同的利益相关者具有影响组织发展的相应资本要素，利益主体的利益欲望和期待，甚至是情感都有可能对组织的发展起到关键性的作用。在老年人体育健康促进中，政府部门和社区是引导者和推动者，其在实践中的参与程度和积极程度对老年人体育健康促进的发展起着至关重要的作用。而老年人作为体育健康促进的主体，是否能够在体育健康促进中有效运动，进而实现健康的收益，这些诉求实现的紧急程度理当凸显。

三　主体识别的结论与分类

（一）结论

通过问卷调查和数据的统计与分析，得出了老年人体育健康促进利益相关者在权力性、合理性和紧急性三个维度的评分和排序情况，依据米切尔评分法，我们可以将其划定为确定的利益相关者（三个维度上的评分都在 3 分以上）、预期的利益相关者（两个维度上的评分在 3 分以上）和潜在的利益相关者（一个维度上的评分在 3 分以上）。如图 3-2 所示，确定的利益相关者包括政府部门、社区、老年人体育组织、家庭成员和老年人；预期的利益相关者包括老年人志愿者团体、为老年人提供产品和服务的企业及舆论媒体；潜在的利益相关者包括医疗机构和保险公司。

（二）利益相关者的分类

在前文对利益相关者分类标准综述的基础上，结合研究对象的特点，笔者拟采用米切尔评分法对我国老年人体育健康促进的利益相关者进行分类。当然，利益相关者是处于动态变化中的，僵化地套用固定模式难以科学地应用于实践，米切尔本人也认为："利益相关者的状态并不具有固定

---

① S. L. Wartick, J. F. Mahon, "Toward a Substantive Definition of the Corporate Issue Construct", *Business Society*, Vol. 33, No. 2, 1994, pp. 293–311.

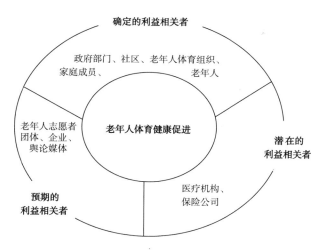

图 3-2　老年人体育健康促进利益相关者

的特性（fixed property）。"[1]

　　这样的说法是否就使得利益相关者的分类难以开展了呢？恰恰相反，在实践中，不同领域的学者在使用米切尔评分法识别出相应的利益相关者之后，创新性地从自身研究需要出发进行了各自的分类。例如，李心合将企业利益相关者分为支持型利益相关者、边缘型利益相关者、不支持型利益相关者和混合型利益相关者四类；[2] 高英慧将地方政府债务利益相关者分为核心利益相关者、次核心利益相关者、支持型利益相关者和边缘型利益相关者四类。[3] 这些分类都是依据米切尔评分思路，根据研究的需要自行做出了分类的设计。本书的研究落脚点在于老年人体育健康促进的治理，因此利益相关者识别出来之后的分类应当为治理研究而服务。经过详细观察老年人体育健康促进不同利益相关者的特性，我们将前述部分识别

---

　　① 　R. K. Mitchell, B. Agle & D. J. Wood, "Toward a Theory of Stakeholder Identification and Salience: Defining The Principle of Who and What Really Counts", *Academy of Management Review*, Vol. 22, No. 4, 2009, p. 853.

　　② 　李心合：《利益相关者与公司财务控制》，《财经研究》2001 年第 9 期。

　　③ 　高英慧：《基于利益相关者的地方政府债务风险及其治理研究》，博士学位论文，辽宁工程技术大学，2015 年，第 29 页。

出的老年人体育健康促进的利益相关者分为责任型利益相关者、伙伴型利益相关者、权益型利益相关者和商业型利益相关者四类。十个利益相关者的具体归类如表 3-17 所示：

表 3-17　　　　　老年人体育健康促进利益相关者的分类结果

类型	分类结果
责任型利益相关者	政府、社区
伙伴型利益相关者	老年人体育组织、老年人志愿者协会、舆论媒体
权益型利益相关者	家庭成员、老年人
商业型利益相关者	企业、医疗机构、保险公司

第二节　老年人体育健康促进利益相关者利益诉求的形成

一　责任型利益相关者：承担社会责任的应然

一般而言，政府责任是指宪法和法律授予的政府在管理社会公共事务中必须承担的职责和义务，并积极地对社会民众的需求做出回应，采取积极的措施，公正、有效地实现公众的需求和利益，最终履行好政府在政治、经济和社会等多方面的责任。关于政府责任的内涵，不同的学术流派有着不同的界定，"马克思主义国家学说"着重阐述政府的政治责任，"市场失灵论"强调政府的经济责任，而"社会契约论"则更加注重政府的社会责任。[①] 洛克认为，政府部门的权力是来源于人民自然权利的让渡。[②] 政府部门作为公共利益的代表，天然地应该维护公共利益和社会整体利益，对公众承担政治责任。公众对于基础设施和公共服务的需求，在政府部门得到集中汇聚和反应。因此，政府部门有责任满足公众需求，以最有效率的方式提供公共产品或服务，并且保证质优价廉。亨廷顿则直接使用了"政府利益"这个概念，认为"政府利益就是公共机构的利益，它是政府组织制度化创造和带来的东西。在一个复杂的政治体系中，政府的各种组

---

① ［法］卢梭：《社会契约论》，何兆武译，商务印书馆 1980 年版，第 82 页。

② ［英］洛克：《政府论》（下篇），叶启芳、翟菊农译，商务印书馆 1982 年版，第 77 页。

织和程序代表着公共利益的不同侧面"①。

上述关于政府部门社会责任的论述，反映到我国老年人体育健康促进的实践中体现为，"健康"是老年人群体最大的利益诉求，政府作为人民的政府理当为老年人群体的最大利益诉求而服务，并为老年人体育健康促进创设良好的活动环境。这不仅是政府承担社会责任的应然，也是政府基本利益诉求形成的基础。习近平总书记强调："推进健康中国建设，是我们党对人民的郑重承诺。各级党委和政府要把这项重大民心工程摆上重要日程，强化责任担当，狠抓推动落实。"② 老年人是健康中国建设的重点人群，满足该群体的健康诉求，既是社会主义现代化强国建设的需要，也是我国政府责任担当的体现。

社区同样如此。在西方国家，社区建设已超越了公民社会领域，扩展为国家治理领域，社区被摆在了解决社会问题的中心位置，社区建设已成为低成本、高效益的治理源泉，以抵消全球化、工业化、市场化、城市化所带来的文化衰落、社会崩溃、政治断裂问题。③ 而在我国，"社区"早于2000年就被确定为城市社会、政治和行政组织的基本单位，在民政部《关于在全国推进城市社区建设的意见》中，社区建设被归因为两个历史因素：单位制度的瓦解和大量农村人口涌入城市。因此，当代中国的社区实际上是将原本工作单位的社会职能接手过来，并为人口变革中的城市居民提供更多和更好的社会服务。伴随着我国老龄化社会的不断发展，老年人群体的规模日益扩大，其包括体育健康促进在内的各种社会需求日益增长，对老年公民的福利服务便成为社区服务发展的主要关注点。发展老年人体育健康促进是社区文体工作的重要组成部分，也是社区履行其社会责任的应然之举。

---

① ［美］塞缪尔·亨廷顿：《变化社会中的政治秩序》，王冠华译，生活·读书·新知三联书店1989年版，第23页。

② 习近平：《把人民健康放在优先发展战略地位》，新华网，www. xinhuanet. com/politics/2016−08/20/c_ 1119425802. htm，2016年8月20日。

③ Brey David，"Building Community：New Strategies of Governance in Urban China"，*Economy and Society*，Vol. 35，No. 4，2006，p. 530.

二 伙伴型利益相关者：实现组织价值的使然

在西方现实制度的背景下，社会组织获得了形式上的独立性，这也就意味着行动中的自主性，但正如绝大多数学者所认同的那样，我国的社会组织不能按照西方的标准来进行界定。在中国特色的组织结构和政治环境下，社会组织应当是独立性和自主性的复杂结合，并在总体上呈现"依附式自主"的特点。在我国，体育社会组织可以分为政府型和民间型两类，政府型体育社会组织以体育项目协会为代表，民间型体育社会组织以体育社团为代表。前者在政府部门登记注册并受到相应的监管，承接由政府下放的职能，而后者兴起于民间，是基于自身兴趣或利益而结成的团体。这两种体育社会组织或通过自上而下的指令传递，或通过自下而上的利益表达来实现组织存活、发展的价值。在老年人体育健康促进中，以老年人体育协会为代表的政府型社会组织在国家老龄办和国家体育总局的领导下，宣传贯彻国家有关老年人体育的方针政策，并指导全国老年人体育工作的开展。这类政府型社会组织参与老年人体育健康促进是对老年人体育公共服务供给的有益补充，为老年人参与体育活动、促进身心健康提供了良好的社会环境，而这些工作的开展也体现出了政府型体育社会组织的价值和功能。一方面，在我国政府职能转变的背景下，其承接了政府的部分职能，分担了体育行政部门的中观调控职能；另一方面，政府型体育社会组织作为政府与市场之间的第三方中介角色，成为两者间的制衡与缓冲，并通过市场化运营为组织的发展带来了蓬勃生机。

志愿者，又称义工、志工，指利用休息闲暇时间自愿为社会上需要协助的公益与公共服务机构及需要寻求帮助的群体提供服务的人。[1] 志愿者活动是现代社会的一个重要现象，志愿者团体也成为当代非政府组织（NGO）中的重要组成部分。尽管志愿者团体并不是以盈利为目的的社会组织，具有移情、利他、规范的亲社会价值取向，[2] 但该组织也蕴含着利己

---

[1] 丁元竹：《中国志愿服务研究》，北京大学出版社 2007 年版，第 1 页。

[2] 罗滁、李颖：《高校大学生志愿者亲社会价值取向现状及引导》，《思想教育研究》2013 年第 12 期。

的价值取向，其生存发展也需要获得政府的政策扶持和社会的支持认可，因而积极投入相关的社会活动，取得组织绩效，进而让志愿者团体发展壮大是必然的途径。在老年人体育健康促进中，由于老年人群本身的特殊性和体育锻炼的专业性和科学性，需要有大量的指导者和服务者，因此，就使得专门性的老年人志愿者团体有了其生存发展和实践组织价值的空间和载体。

伴随着互联网技术的发展与普及，舆论媒体信息传播的影响力日益扩大，其所承载的社会责任也在不断提升。在我国社会中，老年人群体对于媒体有着极大的依赖性，从传统的电视、报纸、广播到当前几乎普及的智能手机等互联网媒介，老年人的接触时间并不亚于年轻人。同时，媒体关于老年人体育健康促进的新闻报道对于国家政策的制定和评估以及社会的现实关注都有着重要的影响作用，因此，舆论媒体的价值与功能毋庸置疑。我国政府历来高度重视舆论媒体的作用和影响，媒体对老年人体育健康促进的介入、报道不仅是其通达社情民意、引导社会热点的工作职责，更是舆论媒体服务社会需求、参与社会治理的组织价值的体现。

三　权益型利益相关者：追求个体健康的必然

尽管我国宪法目前尚未明确提出"公民健康权"这一概念，但依据我国宪法第 21 条、第 45 条及《国家人权行动计划（2009—2010）》等文件的规定，保障老年人健康权是我国的基本宪法义务。尽管体育作为公民的一项基本权利已无异议，但"体育权"同样未被明确提出，《中华人民共和国体育法》文本中也未见任何权利的表述。尽管如此，该法案的第 16 条明确规定："全社会应当关心、支持老年人、残疾人参加体育活动。各级人民政府应当采取措施，为老年人、残疾人参加体育活动提供方便。"[①]这些法案的具体条款为我国老年人通过参与体育活动促进健康的行动提供了法律上的正当性和权益性。老年人进入晚年时期，经过大半生的工作和生活，物质财富的累积、父母子女的抚养乃至人生理想的实现已不再是老

---

① 全国人民代表大会常务委员会：《中华人民共和国体育法》，中国法制出版社 2016 年版，第 4 页。

年人最为关注的焦点，这就使得其将个体健康作为自身最大的利益诉求成为了必然。伴随年龄的增长，老年人身体各组织结构和器官功能都出现了明显退化，加之许多老年人在退休后，社会角色骤然失去，人际的交往也随之减少，容易产生极强的孤独感、失落感和无助感，若这些情感落差和心理问题持续得不到解决，将会危及老年人群的健康。体育健身活动作为一种健康的生活方式，从内部效用看，运动所产生的多巴胺等内分泌物质可以引起更多的积极情绪，帮助老年人缓解消极的情绪状态，提高生活质量；从外部效用看，体育活动可以为老年人拓展生活空间，创设新的交际平台，从而促进了社会交往的增加，在不断提升的交流与互动中，不良的心理情绪和压力得到了释放，同时，老年人地缘和趣缘等社会关系纽带也在体育活动的过程中得到强化，这在一定程度上弥补了因空巢而导致的"家庭缺位"以及因退休而带来的"角色缺失"。

随着社会的发展，西方许多发达国家以家庭养老为主的老年人生活模式已被社会养老为主的社会保障所取代，而当前我国经济社会的发展还"不平衡不充分"，并未形成完备的社会保障体系。《中华人民共和国老年人权益保障法》也明确提出"老年人养老以居家为基础"，因此我国老年人的晚年生活还是主要依赖于家庭，老年人的经济供养、生活照料和精神慰藉等生活需求也主要来源于家庭成员。合作群体理论（Corporate Group Model）认为不同家庭成员之间（尤其是代际之间）存在着有效的利益共同性。父母投在子女身上的时间、精力、金钱和情感等是一种长期投资，而子女对老年人的各种支持是对这种投资的回报或收益。除去社会伦理道德层面的因素，子女对父母财产的期待也会促使其对老年父母各方面的关心和支持，因此，家庭成员对老年人的健康有着各种利益上的诉求和期望。老年人通过体育活动的参与不仅可以防治各种慢性疾病，减轻家庭的医疗支出，同时还能够拓展生活空间，一定程度上减轻对家庭成员的精神依赖。如此可以为老年人的家庭成员带来直接利益的体育健康促进行动，自然会获得子女、同伴等家庭成员的认同和支持，也理所当然地促成了家庭成员在老年人体育健康促进中利益诉求的形成。

四　商业型利益相关者：追逐经济利益的实然

人口的急剧老化不仅引发了许多社会问题与严峻挑战，也带来了发展的机遇。从经济学角度看，老龄化社会的发展客观上增加了对老年人产品和服务的需求，也为老龄产业的发展提供了巨大空间。从国家层面看，老龄产业作为一个新的经济增长点，对于"扩内需、促就业、稳增长、转方式、调结构"具有重要的现实意义；从企业层面看，老年群体的市场需求特征与其他群体市场有着明显的差异，而需求是市场存在的前提，特殊的需求也带来了新的市场。老年人群体在健康诉求的驱动下，其健身娱乐的需求必然增加且不断多样化，如此庞大群体的市场需求，为相关企业的"逐利"创造了条件。企业作为老年人体育健康"产品与服务"的生产方，成为我国老年人体育健康促进独立且不可或缺的利益相关者，其利益的诉求是在其追逐经济利益的根本目的下所形成的。

养老问题的解决无外乎三种模式：社会养老、家庭养老和自我养老。然而，老年人养老金缓慢增长与快速上涨的物价和高昂医疗支出之间的矛盾，使得单纯依靠政府养老的模式短时间内只能成为一种美好的向往，此外，实行多年的计划生育政策催生了大量"421"家庭，加之社会竞争的压力不断加剧，传统的家庭养老模式也难以完全支撑。于是，类似购买商业养老保险这样的自我养老模式逐渐兴起。从保险公司的商业角度来看，养老产业具有刚性需求、与资本市场的关联度较低、投资回收期长且受益均衡稳定，因而投资养老产业可以较大程度规避经济周期性风险和资本市场波动风险，有效提高保险公司的资产匹配水平。[①] 保险公司介入养老产业有着广阔的市场前景和现实的可操作性，从企业盈利的角度看，保险公司希望投保的老年人持续保持健康的身体状况，这样企业才能够从中获取相应的利润和回报。因此，保险公司在老年人体育健康促进中持有积极支持的态度，他们寄希望老年人通过合理的体育锻炼来增进健康，而非频繁进入医院

---

① 张佩、毛茜：《寿险业介入养老产业的现实障碍与路径选择》，《金融理论与实践》2013 年第 11 期。

增加医疗开支，从而增加企业的赔付支出，使保险公司的利益受损。

老龄化社会中，单纯依赖政府投入的非营利性公立医疗机构已很难满足人们日益增长的卫生服务需求，我国早已明确"我国现代医疗机构不再全部是非营利性机构，还有营利性医疗机构"，同时，近年来我国开始鼓励社会资本投资、创办医疗机构。无论是公办的，还是民间的营利性医疗机构，都是按照市场需求进行运作，为了获得投资回报，以追求利润最大化为根本目的。然而，医疗机构与企业、保险公司对于老年人通过体育活动促进身心健康的认同和支持态度相反，从机构盈利的基本目标来看，老年人越健康，医疗机构的收益越小。当然，这只是理论层面的推导，事实上，随着老龄化社会程度的加剧，我国医疗资源愈加紧缺，老年人的医疗卫生需求也愈发强烈，这就使得我国医疗机构所承担的压力不断增大，这些机构也希望通过老年人体育健康促进的推动来减轻自身的压力。同时，老年人在体育健康促进的过程中对自身的健康日益关注，对自身的状况日益重视，这实际上也是增强了对医疗机构的依赖，会使得老年人更加重视自身的体检和日常监控。此外，在医疗机构的康复医学科等部门，在医学上称之为"运动疗法"的康复手段实际上与体育锻炼的形式和价值相近。这些因素的综合总体上使得医疗机构对于老年人体育健康促进持有积极的态度，既希望老年人通过体育活动促进健康，在一定程度上减轻自身机构的工作压力；同时又希望老年人能够在体育健康促进的过程中，确立大健康的科学态度，养成定期体检和日常强化监控的习惯，使医疗机构能够获取更多的经济利益。

第三节　老年人体育健康促进利益相关者利益诉求的内容及实现方式

一　责任型利益相关者的利益诉求及实现方式探析

政府部门和社区是本书研究中的责任型利益相关者。在我国，权力高度集中于中央政府，中央政府通过赋予地方政府相应的自主权限，允许地方政府在权限范围内代为处理公共事务。从中央政府的层面看，推进老年人体育健康促进工作是为了缓解国家社会保障的压力，从而实现维系社会稳定、增进社会和谐的利益诉求；而地方政府和国家体育总局等专门性机构部门作为相对独立的行动主体，也具有相对狭隘的部门利益，在老年人体育健康促进政策的制定、实施及评估的过程中也有着谋求部门利益与自身发展的动机。从这个意义上讲，政府部门主导推动老年人体育健康促进的实践过程，同时也是政府追求和实现其部门利益的过程。

政府部门作为老年人体育健康促进最为重要的利益相关者，具有高度的权力性和主导性。在中央政府宏观政策的指导下，相关职能部门和地方政府制定相关的老年人体育和健康政策，为老年人参与体育活动营造良好的外部支持环境，引领老年人体育健康促进的发展，并为社会资本参与老年人公共体育、健康服务提供保障，引导提升非政府组织、市场企业参与老年人体育健康促进的积极性，进而推动这些公共服务按照政府所预期的方向健康、有序发展。除了政策的制定与实施之外，监管也是政府部门实现其利益诉求的途径之一。由于市场组织的广泛参与，必然会带来老年人体育健康促进公共服务中的失范性行为，如不具备相应资质的社会资本提供劣质服务，或以从事社会养老服务为名而套取国家补贴等，这些行为必然会损害政府维系社会和谐、稳定发展的利益诉求，也必然会引起政府的行政干预和监管。

当前，我国政府在资源控制与分配、制度供给及规则制定等方面占据着绝对的优势和地位，老年人体育健康促进的发展也不可避免地受到政府的影响，在政策的引导、资源的配给、活动的开展、社会的参与及市场的介入等不同层面无不彰显出政府的利益诉求。而在现实中，因政府利益诉求而形成的老年人体育健康促进的工作安排及导向，由于地方政府和职能部门存在的狭隘部门利益在一定程度上导致了老年人体育健康促进的实际运作过程中出现了性质变异、目标偏离的倾向，这也为老年人体育健康促进利益相关者之间的冲突埋下了伏笔。

社区作为城市社会、政治和行政组织的基本单位，可以看成是中央政府的"权力派出机构"，通常是指现行城市治理体制中最下层的行政区划，即街道办事处和居民委员会。① 当代的社区作为城市社会的基层组织，将原本工作单位的社会功能转接过来，分担政府的责任和职能，为处于人口变革过程中的城市居民提供更多更优质的服务。在社会人口老龄化的背景下，老年人对于健康的向往和需求日益增长，社区在老年人体育健康促进实践中的利益诉求体现为完成上级政府组织交办的工作任务，承担应然的社会责任和使命，协助政府维持社会的稳定与和谐。在实际的政治场景中，我国社区承担了上级机构所分配的大量工作任务，这就使得社区更类似于"地方政府政策的执行者，而不是地方利益的倡导者"②。从老年人体育健康促进的角度看，大量职责和任务的下派意味着社区难以挤出时间和资源去根据本地特色自主地开展老年人体育健身活动，社区只能被动地依据上级指示精神，贯彻执行"样板式"老年人体育健康促进活动。

总体而言，老年人体育健康促进责任型利益相关者主要以维系社会稳定、增进社会和谐为自身的利益诉求，希望通过老年人体育活动的开展，有效促进老年人群的健康，实现"老有所养、老有所乐、老有所为"，并能够在一定程度上降低老年人的医疗支出、缓解国家社会保障的压力。这一类型的利益相关者主要通过老年人体育健康促进政策的制定、实施和监管以及相应资源、服务的配给等方式来实现其利益诉求。

二 伙伴型利益相关者的利益诉求及实现方式探析

体育组织、志愿者协会和舆论媒体是本研究中的伙伴型利益相关者。在我国，体育组织和志愿者协会作为社会组织的一种，其与政府之间存在着千丝万缕的联系，这样的联系呈现出"依附""嵌入""契合""庇护""互动"等特征。而学术界对两者关系争论的焦点集中于这些组织相对于国家在多大程度上具有真正的自主性。随着国家与社会的渐趋融合，政府不再扮演社会秩序的"守夜人"角色，而蓬勃兴起的各类社会组织逐渐被

---

① 马学理：《中国社区建设发展之路》，红旗出版社 2001 年版，第 9 页。
② 张秀兰、马学理：《中国社区建设解读》，《社会福利》2002 年第 2 期。

当作享有公共行政权力的实体,① 同时在我国的现实国情下，这些社会组织的活动仍然深受国家相关规定影响。舆论媒体同样如此，需要在党的领导下开展工作，并受相关部门的审查和监管。这类老年人体育健康促进中的利益相关者并不具有绝对意义上的独立性，应当是国家支持的社会管理和自主的草根活动间的混合物，可以被视为政府主导下的老年人体育健康促进中的伙伴型利益相关者。

这些伙伴型利益相关者与政府部门存在着密切的联系，在老年人体育健康促进中其利益诉求某种程度上是政府利益的延伸。我国的各类体育协会、组织承接政府的相关职能，开展老年人体育活动主要是为了协助政府促进社会的和谐稳定与有序发展，并通过组织与协调，获得社会与民众的认可，进而实现组织生存发展的价值。舆论媒体是影响社会舆论的有力机构。因此，在老年人体育健康促进实践中，舆论媒体可以通过设置议程、引导公众舆论，进而实现传播目标。其利益诉求在于提升媒体作为社会监督"公器"的责任感和使命感，而本质上也是为了组织的存活，实现自身的价值使然。

对于伙伴型利益相关者而言，政府的信任也是一种被广泛认同的利益来源。② 政府不仅在宏观上制约着组织，掌握着组织是否合法的解释权和最终的判定权，而且在微观活动机制上，权力也会时常介入，而政府在微观上的介入与否以及介入的程度，则取决于政府对社会组织的信任程度。范明林认为,③ 在中国的社会组织中，领导者有无在政府机关的工作经验，对于组织能否设立及组织实际活动的自主性有很大的影响。而从信任角度来说，这种影响源自政府部门对自己与社会组织间"共容利益"（encompassing interest）的判断。故而政府与社会组织间的共容利益越大，组织既有的独立性受到损害的可能性就越小，社会组织的自主性越强。

---

① ［美］昂格尔:《现代社会中的法律》，吴玉章等译，译林出版社 2001 年版，第 187 页。

② 王诗宗、宋程成:《独立抑或自主：中国社会组织特征问题重思》，《中国社会科学》2013 年第 5 期。

③ 范明林:《非政府组织与政府的互动关系——基于法团主义和市民社会视角的比较个案研究》，《社会学研究》2010 年第 3 期。

总体而言，老年人体育健康促进伙伴型利益相关者主要以协助政府促进社会的和谐稳定与有序发展为自身的利益诉求，在承接政府的相关职能、协调组织开展老年人体育活动的过程中，发挥非政府组织的价值和使命。这一类型的利益相关者主要通过老年人体育健康促进活动的组织、协调和开展以及相关信息的推广传播、互动交流等方式来实现其利益诉求。

三 权益型利益相关者的利益诉求及实现方式探析

老年人及其家庭成员是本书研究中的权益型利益相关者。老年人参与体育健康促进的利益诉求包括物质和精神两个层面。从物质层面看，首先，老年人渴望通过体育活动的参与降低心血管疾病、代谢性疾病的发病率，控制各种慢性疾病的发展，改善生活质量，从而达到延年益寿的目的。其次，身体活动具有显性的经济性收益。① 对于老年人群而言，也希望通过体育活动的参与促进自身健康，从而有效节省相关的医疗开支，缓解个人及家庭的经济压力。从精神层面看，随着我国社会人口结构的改变，家庭成员数量普遍减少，看似三世、四世同堂，实际上"空巢老人"却不在少数。加之许多老年人在退休后，社会角色骤然失去，人际的交往也随之减少，容易产生极强的孤独感、失落感和无助感。老年人渴望通过体育活动的参与，拓展生活空间，创设新的交际平台，从而促进社会交往的增加，在不断提升的交流与互动中，释放不良的心理情绪和压力，实现精神慰藉的诉求。家庭成员作为老年人体育健康促进中的利益相关者也有着相似的利益诉求，老年人为了家庭奋斗一生，人至晚年，无论是老年伴侣还是子女晚辈都希望老年人能有一个健康的身心，同时，从家庭赡养老人的角度看，家庭成员也会支持老年人通过体育活动的参与，扩大人际交往，通过酣畅淋漓的身心体验填补精神生活的单调与乏味。

健康是老年人及其家庭成员最重要的利益诉求，而老年人亲身积极参与，家庭成员全力支持无疑是这一诉求得以实现的直接方式。然而，与中青

---

① 于洪军、仇军：《身体活动经济性专题研究述评》，《北京体育大学学报》2016 年第 8 期。

年人相比，老年人参与体育活动具有明显的特殊性，老年人群身体机能的下降和普遍患有不同程度各种慢性疾病的事实，使得老年人体育健康促进必须遵循安全性和有效性的原则，因此，老年人个体健康诉求的实现还需建立在科学锻炼的基础上。同时，老年人体育健康促进的资源、服务、宣传和指导等环节都依赖于政府部门、体育组织、市场企业、志愿者团体和舆论媒体等通力合作而实现，这些要素需要有效的管理与协调来促进各主体间的合作，提高老年人体育健康促进的效率和效益，唯有满足以老年人体育健康需求为中心的原则，不断优化老年人的活动形式，多形式、多渠道、全方位地提高老年人的健身效果，才能保障老年人的健康利益得以实现。当然要实现这样的效果，就需要老年人及其家庭成员通过一定的渠道和方式向国家政府和社会的有关部门合理表达自身的利益诉求，以唤起国家和社会的关注，获得老年人体育健康促进的外部支持，进而实现自身的利益诉求。

总体而言，老年人体育健康促进权益型利益相关者主要以老年人身心健康的实现为自身的利益诉求，渴望通过体育活动的参与促进老年人的健康，以达到个体延年益寿、家庭医疗开支降低、一定程度上缓解经济负担的目的。这一类型的利益相关者主要通过老年人亲身积极参与，家庭成员全力支持的直接方式以及合理的利益表达形式来实现其利益诉求。

四 商业型利益相关者的利益诉求及实现方式探析

企业、医疗机构和保险公司是本书研究中的商业型利益相关者。为老年人提供体育健康服务的企业是老年人体育健康促进服务供给的重要行为主体，在实践中起着关键的主体性作用。追逐利润最大化是企业最大的利益诉求，在参与老年人体育健康促进服务供给的过程中，任何以盈利为目的的企业都期望以最小的资本投入获得最大的经济回报，从而满足资本逐利的本性。然而，老年人体育健康促进与社会养老服务类似，是高投入、高成本、低效益的弱质性产业，[①] 企业投资后很难在短期内获得较高的经济

---

① 黄闯：《利益共享：新时代社会养老服务优化发展的路径选择》，《无锡商业职业技术学院学报》2018 年第 4 期。

回报。因此，这些企业为了实现经济利润的最大化，要么寻求政府的政策扶持，减少其参与老年人体育健康促进服务市场化运营的风险；要么通过市场化方式，以高收入的老年人为服务对象，以高质量的服务为手段，吸引有高品质追求的老年人群；要么以广大中低收入的老年人为对象，以多元化的基础性服务为手段，吸引更多的刚性消费者。只有将追求经济利润最大化的企业目标与老年人群的实际需求相对接，才能真正实现企业的根本利益诉求。

我国的医疗机构分为公立和私立两种类型。公立的医疗机构从改革开放之前的"公益性优先、兼顾积极性"的价值取向逐渐转为 21 世纪以来的"积极性优先、兼顾公益性"的价值取向，而私立医疗机构则更加偏重市场化的盈利取向。如果从纯经济性的角度看，医疗机构似乎应当反对、抵触老年人通过体育活动的参与来增进健康，老年人愈发健康，其利益来源就愈发受损，自然影响机构的盈利。但现实中，我国医疗卫生服务供需矛盾突出，"看病难、看病贵"的问题严重，解决这些矛盾和问题方式除了扩大医疗卫生服务的供给，还需要分摊疾病的负担。实际上，许多慢性疾病的病情和症状可以通过适度、科学的身体活动加以改善，通过老年人体育健康促进的实践，理当可以为医疗机构分担部分压力。如此医疗机构能够提供更加优质的服务，从长远来看，自然也能够在良性的发展中获取更多的利益。保险公司最重要的利益诉求是最大利润率的投资回报，老年人购买相应的保险，即与保险公司产生了契约关系，从保险公司追求利润最大化的角度看，投保的老年人越健康，保险公司的回报就越高，这不仅表现在老年人投保的周期上，在其医疗支出的赔付环节也会有所体现。因此，老年人体育健康促进开展的实际效果，保险公司也相当关注，与其切身的利益诉求也存在直接相关。

商业型利益相关者同为市场化主体，有着共同的利益诉求，而其利益实现的方式也较为相似，即通过资本的投入和运作介入老年人体育健康促进的实践，并与之产生利益上的关联，利用市场对老年人实际需求的灵敏性、客观性和主动性为老年人提供相应的服务。当然，在市场化的逻辑下，这些商业型利益相关者必然会以盈利为目标，从而导致其行为容易偏离老年人的实际需求，背离政府推进老年人体育健康促进的初衷。同时，从理论上讲，既然老年人体育健康促进与这些市场主体的利益相关，那么这些利益相关者更应当从长远利益出发，减少资本的异化行为，以老年人实际的体育健康需求为出发点，加强资源的整合与联动，为老年人提供更加多元化、优质化的产品和服务，充分发挥市场的主体性作用。此外，随着我国传统的公共服务"一元供给"的模式逐渐淡出，强调市场参与的多元供给模式快速兴起，这些商业型利益相关者还可以通过承接政府向社会购买的公共体育服务来实现自身的利益诉求。这些营利性的机构能够充分发挥自身技术、管理等专业方面的优势，通过相关政策和资金的扶持为老年人提供多元化、高效率的公共体育服务，并在这一过程中实现自身经济利益的最大化。值得提出的是，老年人体育健康促进的商业型利益相关者还应不断强化慈善意识，积极主动地增加公益行为，通过公益慈善实践，为自身的长远发展谋求更多的社会认同。

总体而言，老年人体育健康促进商业型利益相关者主要以追逐利润最大化为自身的利益诉求，希望通过资本的投入和运作介入老年人体育健康促进的实践，从中谋求经济上的利益，并在市场活动中获得政府的扶持、社会的认同和民众的认可。这一类型的利益相关者主要通过自身市场化的运作以及承接政府向社会购买的公共体育服务等形式来实现其利益诉求。

第四章　中国老年人体育健康促进
主体间利益冲突与协调

在对我国老年人体育健康促进的利益相关者进行识别、分析之后，需要关注各方主体之间的关系。我国的老年人体育健康促进历经几十年的实践发展，进入一个利益关系庞杂、利益主体多元、利益诉求多样的新时期，在"经济转轨"和"社会转型"的背景之下，不同利益相关者所追求的利益不仅存在差异，而且还有着不同形式的矛盾和冲突。因此，在明确老年人体育健康促进的利益相关者及其诉求内容之后，还应深刻认识这些主体之间所存在的矛盾与冲突，如此方能选择合适的方式来调适各方主体的利益诉求，更好地推进老年人体育健康促进的实践发展。

第一节　老年人体育健康促进主体间
利益冲突的表征分析

一　宏观性设计与微观化执行的鸿沟

在我国老龄化社会程度不断加深的背景下，"健康中国"战略上升为国家发展战略，其内涵不仅是确保人民身体健康，更是涵盖全体人民健康环境、健康经济、健康社会在内的"大健康"。要实现"健康中国"的战略目标，积极地应对社会人口老龄化，就必须"树立大卫生、大健康的观念，把以治病为中心转变为以人民健康为中心，建立健全健康教育体系，提升全民健康素养，推动全民健身和全民健康深度融合"①。从政策导向来说，这样的政策目标具有明确的宏观战略性、全局性和长期性的特点，但如此宏观性的设计需要在微观层面来具体实践，由于相关职能部门和地方政府在实践过程中事实存在的机制问题和利益偏好，这就造成了宏观性设计与微观化执行之间的鸿沟，主要表现为以下三点：

首先，针对老年人的健康问题和体育健康促进行动，国家有着明确的目标和顶层设计，但我国的体育职能部门还没有就此制定具体的规划发展战略。目前出台的《关于加强老年人体育工作的通知》（1999 年）、《老年人体育发展规划》（2000 年）和《关于进一步加强新形势下老年人体育工作的意见》（2015 年）等规划和意见并没有细化的实施方案，具体的支持措施、保障机制和监控体系还不健全。而在地方层面的老年人体育政策基本是国家层面的套用，"模糊性、概括性的描述语言过多，定量化规范偏少，缺乏具体明晰的操作性评价指标，没有相应的惩处规定，更无区域特色。贯彻和落实也难以制度化、长效化，甚至因各种原因没有执行"②。这导致了微观执行中的实际与宏观设计上的预期产生了偏差，并不利于国家整体利益的实现。

其次，由于存在体制转轨中的模糊地带，加上信息不对称、不确定性、地方差异等因素的影响，地方政府在执行的过程中出现了一系列的政策变更，以实现自身利益的最大化。例如，2015 年《关于进一步加强新形势下老年人体育工作的意见》指出，③"要根据当地经济发展状况、老年人数量和分布、地域特点以及体育健身习惯等因素，将适合老年人体育健身的场地设施建设纳入规划，因地制宜地与其他服务老年人的场地设施建设项目统筹安排"，其政策的初衷是为老年人参与健身活动提供便利的体育

① 习近平：《把人民健康放在优先发展战略地位》，新华网，www. xinhuanet. com/politics/2016-08/20/c_ 1119425802. htm，2016 年 8 月 20 日。
② 刘洪涛、刘献国：《新时期我国老年体育政策执行中的问题及应对策略》，《南京体育学院学报》（社会科学版）2016 年第 3 期。
③ 国家体育总局：《关于进一步加强新形势下老年人体育工作的意见》，www. sport. org. cn/search/system/gfxwj/qzty/2018/1108/191874. html，2015 年 10 月 29 日。

场地设施。然而，许多地方政府却借此机会申请资金修建体育场馆，资金既不用在"老年人身边"，建成之后也"有限开放"，这就在无形中导致了老年人群对政府的不满，为彼此间的利益冲突埋下了伏笔。

最后，为了更好地给老年人提供丰富多样的体育活动形式，2014 年，国务院发布了《关于加快发展体育产业促进体育消费的若干意见》，提出了通过政府购买公共服务等多种方式完善健身消费政策。为贯彻落实国家的宏观设计，2015 年，文化部、财政部和国家体育总局等部门联合出台了《关于做好政府向社会力量购买公共文化服务工作的意见》，从明确购买主体、承接主体、购买内容等八个方面积极有序地推进政府向社会力量购买公共文化服务工作。然而，在地方各级政府具体操作执行的过程中，购买主体（责任型利益相关者）、承接主体（伙伴型利益相关者和商业型利益相关者）和使用主体（权益型利益相关者）之间面临着结构上的问题和现实中的困境。一方面，由于各方主体之间存在信息不对称、供给能力不足和供需不协调等问题，导致了购买主体对自身既有利益不舍，承接主体自身能力不足，使用主体介入有限；另一方面，不同类型的利益相关者之间缺乏互信，由于政府的错位和管理混乱，造成购买主体的公信力下降，而政府也对于社会组织和市场力量的服务质量心存疑虑，不敢完全放权，这就使得各方主体之间出现了信任断裂的困境。此外，在政府购买公共体育服务的过程中，相应的法律法规还不健全、监督机制与绩效评估机制尚不完善，带来了制度保障上的困境。

二　多元化需求与不平衡供给的矛盾

近年来，随着"公共文化体育设施条例"和"全民健身路径工程"的开展实施，老年人体育健身的场地设施逐步纳入了体育健身圈的建设内容，这在很大程度上缓解了老年人不断增长的体育健身需求与体育基础设施供给不足之间的矛盾，此外，国家推行的政府向社会力量购买公共体育服务也在一定程度上满足了老年人多元化体育健康促进的需求。尽管如此，在诸多结构性矛盾和相关体制、机制问题的影响下，当前我国老年人体育健康促进仍然存在着多元化需求与供给不平衡的矛盾。"需求"是指市场中消费者购买能力范畴内的各种产品的数量，而"供给"则是指市场提供的各种产品（服务）的总量。需求与供给间的矛盾即指供给与需求的不对等性现象，主要体现为供给市场所提供的产品数量、质量、种类、层次等与需求市场所需的产品结构出现的错位问题。[①] 在老年人体育健康促进的实践中，这样的供需矛盾突出表现为公共体育服务供给的数量、质量、结构和时空等方面内容与老年人群体的实际体育需求意愿的不符。具体表现为以下三个方面。

首先，在我国计划经济体制的长期影响下，很长一段时间内老年人体育健康促进的公共体育服务供给都是政府计划供给模式。尽管伴随着市场经济体制的确立，在政府职能改革的不断推动下，公共体育服务逐步走向政府、社会和市场相结合的供给模式，但是，由于受到国家公共体育服务制度惯性和经济社会发展条件的束缚，政府高度集中、统一供给的方式在老年人体育健康促进的公共体育服务供给中仍占据着主导性的地位。2015年发布的《关于进一步加强新形势下老年人体育工作的意见》显示，老年人体育健身场地设施和运行管理的主要资金来源仍然是各级政府的财政拨款和彩票公益金。毋庸置疑，集中力量办大事的体制优越性在一定的历史时期内保证了老年人体育健康促进公共体育服务的基本供给，但随着经济社会的发展，人民生活水平的提高，老年人对于体育的需求日益多元化，传统的政府"一元"公共体育服务计划供给模式已难以承担不断加重的公共体育服务财政负担。同时，老年人体育健康促进公共体育服务的供需领域成为无市场机制调节的真空领域，导致了老年人公共体育服务供给与需求之间的错位间隙不断扩大。

其次，在市场经济条件下，产品的供给和需求围绕价格上下而波动，维持产品供求相对平衡。[②] 我国老年人体育健康促进的产品（服务）供给属于公共体育服务的范畴，按照其"公共性"的属性，政府理当是供给的

---

① 戴健、郑家鲲：《我国公共体育服务体系研究述评》，《上海体育学院学报》2013年第1期。

② 朱正清：《马克思的供求理论与价格理论》，《当代经济研究》1997年第3期。

主体，但后续的供需关系显然不受价格因素的调节作用。政府免费为老年人提供公共体育产品（服务），短期内各级政府的供给行为必然以追求老年人体育健康、促进公共体育服务事业表面效益的最大化溢出为目标，从而忽视或避开了对其内在真实的社会效益以及老年人个体利益的考虑。这一方面是基于政府资源的有限性，政府部门很难去考量不同地区、不同经济收入等不同层次老年人的实际需求；另一方面，政府无偿向老年人供给公共体育产品（服务），显然难以获取直接的经济利益，短期内社会效益回报亦不明显，因此了解老年人真实需求信息的积极性不够高。

最后，从老年人群体的需求侧来看，即使政府调研所得出的老年人体育健康促进需求信息也存在着一定虚假性，因为在通常情况下无偿供给的公共产品难以保证消费者采取理性的经济行为，[1] 对于不受价格因素影响的老年人体育健康促进公共体育服务，其供需关系与供给主体、需求主体的社会行为关系规律也必然模糊不清，政府往往难以获取老年人对公共体育服务的真实需求。而假设政府提供的是有偿供给，老年人一定会根据自身的实际情况提出真实性更强的需求，政府的供给自然也就更切合实际。相反，正是由于大量的无偿供给使得老年人可能会忽略自身的实际而盲目地要求更多的资源提供。因此，我国老年人体育健康促进公共体育服务的无偿供给方式及其使用性质决定了其难以避免供需信息匹配错位的问题，进而加剧了需求与供给之间的矛盾。

三　契约性关系与强制性关系的对立

随着老年人群体对体育健康促进的需求日趋强烈，政府逐渐开始放开服务市场，通过向社会购买相应的服务来满足老年人的需求，在实践的过程中，政府与组织、市场形成了一种买卖"契约"关系，政府由原来的"服务生产者"转向"契约管理者"的角色。政府将本应由自身承担的老年人公共体育服务的供给以外包的形式交由政府以外的社会组织、市场企

---

① 熊禄全、张玲燕、孔庆波：《农村公共体育服务供给侧改革治理的内在需求与路径导向》，《体育科学》2018 年第 4 期。

业来完成，而政府则承担相应的监督管理责任。按照市场的逻辑，在这一活动过程中政府作为购买主体，社会组织和市场企业作为承接主体，两者的身份地位应当是平等的互动关系，遵循合同制治理的原则进行交易，体现着购买主体与承接主体的竞争和独立的关系，本质上应当是公共服务社会化的一种形式。

在本书中，政府被界定为老年人体育健康促进中的责任型利益相关者，承担相应的社会责任是其应然的使命担当。责任政府作为现代民主政治的一种基本价值理念，是责任行政模式的一种制度安排，它必须回应和满足社会和民众的要求，承担政治责任、行政责任、法律责任和道德责任，从而实现社会公平和正义的价值追求。① 而现代行政强制作为责任制政府的制度和机制安排之一，是有关国家机关为维护国家与社会的管理秩序，或为使公民、法人及其他组织履行特定行政法上的义务而通过强制方法实施的具体行政行为，这样强制性的根本目的在于维护社会公正和公共利益。然而在老年人体育健康促进的实际操作层面，有些执行主体为了谋取个人或部门利益，就会利用强制性手段破坏相应的契约关系，这就陷入了政府"双重身份"的困境之中。这种强制性关系不仅背离了维护社会公众和公共利益的逻辑起点，同时也破坏了市场条件下政府与社会组织、市场企业的契约性关系。

四　个性化体验与共识性规范的失衡

当前我国的老年人历经了多个时期的变革，国家政治、经济、社会等多个层面的剧烈变迁给绝大部分的老年人带来了冲击与阵痛。在改革开放之前，在共产主义、集体主体等宏大、整体性目标的指引下，这些人群被塑造为"集体的大众"；改革开放以后，在市场经济、全球化等务实、功利性目标导向下，这些人群又成为"集体的包袱"，通过市场化改革、商品化运作又被转化为"个体的大众"。在如此复杂变迁的生命历程中，现

---

① 高艺惠：《公共利益：现代行政强制的逻辑起点——以责任行政的伦理精神为视域》，《行政论坛》2007 年第 5 期。

在的老年人群其思维模式、行为方式和生活态度自然与当前社会中其他年龄层次的人群有着明显的差异。这反映到老年人参与体育健身活动上来，无论他们选择何种运动方式，都显得与众不同或格格不入，备受争议的广场舞自不用说，就连参加健步走、门球等运动时也如同"行走的音响"。以最具特色也是最有争议的广场舞活动谈起，这种带有某种普适性意味的大型群众性体育运动，获得了政府、社会的共同认可与支持，并一度被视为全民健身的典范。当然，我们也可以将这种集体化的活动看成是老年人群体的个性化体验与狂欢。老年人在这个"孤独的个体化时代"里，广场舞这样具有鲜明特色的体育活动，既满足了老年人生理层面的健身需求，又让他们在其中唤起了回忆，找到了共鸣，通过酣畅淋漓的身心体验填补了生活的单调与乏味。

然而，这样个性化的体验却与社会共识性的行为规范之间存在着冲突。无论是广场舞，还是健步走等老年人经常从事的体育健身活动，都是在公共空间上的行为，理当有相应的公共规则与公共秩序来支撑。但老年人个性化的体验却经常侵害到了他人的合法权利，不论是空间的占用，还是音乐、广播的干扰，都不同程度地破坏了全民应当共同遵守的公共秩序。于是，冲突不断增多、激化，形成了哈丁所提出的"公地悲剧"（The Tragedy of the Commons）。正如社会学家桑内特在《公共人的衰落》中所描绘的那样："现代碎片化的个人，往往自我隔离在一些由文化、兴趣、职业甚或想象组成的孤岛中，对社会的其余部分视而不见，但是大家却又在紧张、焦虑和埋怨着，在茫茫人海倍感孤独。"①

费孝通认为，中国人"私"的毛病根深蒂固。② 当进入了一个开放自由的社会环境中，部分民众长期被压抑的"私"欲就迅速膨胀起来，追求个人利益貌似变得天经地义，而对公共利益弃之不顾。许多老年人只注重自身个性化体验所带来的快感和收益，却忽视了基本的公共规则和良好的公共秩序。长期以来，许多深受传统实用主义熏陶的老年人，非常重视个

① ［美］桑内特：《公共人的衰落》，李继红译，上海译文出版社 2008 年版，第 89 页。
② 费孝通：《江村经济》，上海人民出版社 2006 年版，第 22 页。

人的利益，而忽视了自身所应有的责任和义务，对于体育健身所处的公共空间关心不足，文明的素质有待进一步提高。

当然，这类型冲突的产生也不单纯是老年人群体的责任，公共问题往往牵涉到较为广泛的社会关系，其他的主体也存在着一定的问题和责任。例如，近年来，在国家、社会的支持与推进下，老年人经常参与体育活动的公园、广场、健身步道等公共空间得到了一定拓宽，但基层组织、物业公司等公共服务部门由于缺乏利益联系，对于公共空间的管理并不到位，这些公共空间很快就被经济活动和个体私利驱逐挤压到边缘的狭小地带，加之缺乏媒体的正确引导，私利被过度放大的问题没有纠正。因此，在公共秩序维护的框架中，政府的管理、社会的引导、媒体的报道，在老年人体育健康促进个性化体验与社会共识性规范的失衡之间还需要不断地反思和改进。

五 专业性价值与行政化要求的偏差

近年来，随着我国城市社区建设的推进，社区居民委员会作为基层群众性自治组织在基层社会管理与服务中发挥了越来越重要的作用。根据国家的制度设计，居民委员会是基层群众的自治组织，属于社会组织范畴，即"非政府组织"，在实践中按照民主协商的方式，代表居民群众履行管理社区公共事务，协助基层人民政府开展相应工作。按照这样的逻辑，社区应当是与我国老年人体育健康促进联系最为密切的主体，一方面，它是组织老年人开展相关体育健身活动的载体；另一方面，通过搜集老年人实际的体育健康需求，并表达、递送、上传给政府的相关部门，成为政府与老年人群之间的沟通桥梁。但在现实中，社区居民委员会对老年人体育健康促进的管理，则更多地还是按照行政命令和政治动员的方式来进行。

此外，长期以来，我国的社会管理制度是由政府包揽了本该由社会和市场完成的事情，形成了"全能型政府"，社会组织的力量相对微弱。特别是在体育领域，这种"强政府、弱社会"的模式表现得尤为突出。近年来在政府简政放权、实现国家权力向社会转移和回归的背景下，体育社会组织进入了增速发展期，据民政部中国社会组织公共服务平台数据显示：截至 2018 年 10 月 17 日，我国登记入库的体育社会组织数量为66368 个，占全国社会组织总量的 8.24%。这些专业性体育社会组织存在的价值在于提供公共体育服务，以弥补政府在公共体育服务方面专业化建设的不足。

上述社区、体育组织（协会）等老年人体育健康促进中的利益相关者本应利用非政府组织所特有的专业性价值，在实践中充分发挥其自治性和中介性推动老年人体育健康促进的发展，然而这些主体却或多或少地夹杂着行政化倾向，偏离了组织存在发展的价值目标和使命责任。在实践的运行过程中，社区与体育社会组织大都在应付完成政府交办的各项工作，自主开展具有特色的、符合老年人实际需求的活动更多停留在形式主义的层面。

第二节　老年人体育健康促进主体间利益冲突的形成机理

所谓利益冲突，是利益主体基于利益差别和矛盾而产生的利益纠纷和利益争夺。① 不同的利益主体由于其不同的利益诉求，在自觉或不自觉中，从情绪对立发展到行为对立甚至对抗。利益冲突表现为多个利益主体各自目标的互不相容性，其中一个利益主体的目标与行动对另一个利益主体构成利益威胁或利益损害，或是一个利益主体基于利益的自我保护而拒绝其他利益主体的利益要求。

一　利益冲突的形成背景：利益场域的影响

老年人体育健康促进的发展，乃是各方主体及其中的利益关系相互作用、相互影响的结果。对于实践中利益冲突的形成，布迪厄（Pierre Bourdieu）分析社会实践的"场域理论"提供了一个可行的分析思路与框架。该理论认为"作为一种场域的一般社会空间，一方面是一种力量的场域，而这些力量是参与到场域中去的行动者所必须具备的；另一方面，它又是

① 王伟光：《利益论》，中国社会科学出版社 2010 年版，第 165 页。

一种斗争的场域，就是在这种斗争场域中，所有的行动者相互遭遇，而且，他们依据在力的场域结构中所占据的不同地位而使用不同的斗争手段，并具有不同的斗争目的。与此同时，这些行动者也为保持或改造场域的结构而分别贡献他们的力量"①。而从利益视角出发，老年人体育健康促进的利益场域可以看成是某一时期各个利益相关者所形成的利益格局，这既反映了利益主体的角色安排，又反映出利益主体之间的利益互动关系。由是观之，老年人体育健康促进是以利益为目标和纽带将利益相关者整合所构成的一个系统。该系统包含行动主体、利益内容、运行规则等要素，其中，行动主体是参与老年人体育健康促进利益场域构建的利益相关者，利益内容是各利益相关者所追求的物质利益和非物质利益的总称，运行规则是老年人体育健康促进利益场域生成演化、维持和改组的行为规范。该利益场域是开放性的，会因为加入了新的行动主体或自身内部结构发生改变而引起变化。从老年人体育健康促进的实践来看，其发展的过程就是利益不断调整和再分配的过程，而这种变化过程必然意味着利益场域内行为主体之间关系的变化和运行规则的调整，因此系统本身就产生了内生性的利益冲突。利益场域的影响可以从"关系""结构"和"惯习"三个方面进行阐释。

首先，老年人的体育健康促进需求是作为"生物人"的自然需要和作为"社会人"的社会需求的复合。伴随我国经济社会的发展、人民生活水平的不断提升，老年人群对于体育健康促进的需求不仅总量迅猛增长，形式日益丰富，而且基本脱离了单位体育的从属，与社会、市场的联系更加密切；加之当前我国政府的职能不断转变、市场经济的发展日益深入，这就使得我国老年人体育健康促进利益场域中的关系日趋复杂。原先单一性的体育活动逐渐转变为主体多元化、形式多样化和关系复杂化的社会实践。在这个过程中，不断有外部的行动主体加入并引起了内部结构的变化，同时也使得场域内的运行规则产生调整和变化。从场域分析的角度看，"一个场域可以被定义为在各种位置之间存在的客观关系之一个网络

---

① 高宣扬：《当代法国思想五十年》（下），中国人民大学出版社 2005 年版，第 514 页。

（network），或一个构型（configuration）"①。正是在这些位置的存在和它们强加于占据特定位置的行动者或机构之上的决定性因素中，这些位置得到了客观的界定，其根据是这些位置不同类型的权力（或资本）。在利益场域内关系不断调整变化的持续影响下，老年人体育健康促进内部的利益冲突不可避免地由此源生。

其次，利益关系的变化对老年人体育健康促进利益场域的冲击使得利益冲突成为可能，然而这并不是直接作用于实践或行动主体本身，通过场域的结构性力量来施加影响是其产生作用的重要方面。这正是场域理论要关注的第二个层面，即场域中的结构以及对实践的影响作用。布迪厄认为："只有当起源于社会结构的心智结构与人们所处社会世界的场域结构相协调时，才会无意识促进作用于其上并且再生产的支配性霸权。"② 而在老年人体育健康促进中，结构对实践的影响主要体现在制度系统的调整与重构上，无论是老龄化社会所带来的国家老龄事业的规划调整，还是政府职能转变背景下老年人体育活动的制度安排，抑或产业经济冲击下市场主体的介入等，都是老年人体育健康促进场域结构形塑的动力来源。因此，老年人体育健康促进中的利益冲突既是嵌含于社会时空情境重构过程中信息反馈的结果，也是场域空间的多重制度逻辑和动力机制互构的表达。

最后，老年人体育健康促进场域的关系变化，带来了运行规则的调整，产生了结构性的改变，然而真正推动实践发展的是场域内的行动主体，即老年人体育健康促进的利益相关者。这些利益相关者根据自身的权力类型和资本数量进行投资，运用习得的"惯习"策略性地竞争与共谋，从而实现利益的最大化，而惯习上的差异也导致了利益冲突的产生。布迪厄一再强调："惯习（habitus）不同于习惯（habit）"③，它是深刻地存在

---

① ［法］皮埃尔·布迪厄：《实践与反思——反思社会学导引》，李猛等译，中央编译出版社 2004 年版，第 133 页。

② Richard Harker, "On Reproduction, Habitus and Education", *British Journal of Sociology of Education*, Vol. 5, No. 2, 1984, p. 117.

③ ［法］皮埃尔·布迪厄：《实践与反思——反思社会学导引》，李猛等译，中央编译出版社 2004 年版，第 165 页。

于性情倾向系统中的，作为一种技艺存在的生成性能力，是完完全全从实践专精（practical mastery）的意义上来讲的。老年人体育健康促进当中利益相关者的惯习既是"持久的可转移的禀性系统"，例如，老年人群体通过体育活动形式形塑自身的行动倾向；也有"与客观结构紧密相连的主观性"，例如，为老年人提供体育健康服务的企业通过市场行为来获取利润的主观能动。这些惯习成了老年人体育健康促进场域固有的必然属性，同时也持续不断地发挥着实践作用，影响着场域内融合与离异的程度。

总体而言，老年人体育健康促进场域作为一个由客观关系构成的系统，由于行动主体的变更使得主体间的关系和场域运行规则不断调整变化，行动者之间的博弈不仅使场域充满活力，也带来了争斗与冲突。正如布迪厄所言："作为包含各种隐而未发的力量和正在活动的力量的空间，场域同时也是一个争夺的空间，这些争夺旨在继续或变更场域中这些力量的构型。"①

二　利益冲突的直接诱因：利益诉求的受损

"人的利益形成是一个从人的需要到人的劳动再到社会关系的逻辑过程。"② 在这个过程中，利益诉求的实现是中心主题。从整体上看，不同利益主体的诉求类型和具体内容存在着差异。从个体上看，同一利益主体的诉求实现程度也有不同。以利益"获益—受损"的解释框架来分析利益主体的受损状态，有两种利益受损的形式：一种是利益主体的利益总量减少，即利益直接受损；另一种是利益主体的利益总量没有减少，但相比其他主体的获益相对较少，即利益相对受损。老年人体育健康促进中的利益主体在面对利益受损时，有些采取了"抗争"，例如，公共行政执法部门与开展广场舞活动的老年人群体之间的争端；有些选择"沉默"，例如，

---

① ［法］皮埃尔·布迪厄：《实践与反思——反思社会学导引》，李猛等译，中央编译出版社 2004 年版，第 139 页。

② 王浦劬：《政治学基础》，北京大学出版社 2004 年版，第 46 页。

政府对老年人体育健康促进资源配置不足或失衡时，其他利益主体的静默。而无论是何种表现形式，这都体现了利益上的冲突。政治机会结构理论强调正式制度安排对行为的影响。事实上，任何制度无论是宏观、中观还是微观，对于置身其中的行动主体来说，都是行动机会的规则。对于老年人体育健康促进来说，制度的安排是制约利益相关者开展利益诉求的机会结构，这表现在以下三个方面。

首先，在老年人体育健康促进旧有的规则和制度下，自然存在着一个旧的利益格局和权力结构，当不断有新的利益相关者加入，其中的利益关系也在更新调整，这必然会触动原先的既得利益相关者，当他们的利益直接或间接受损时，从维护自身利益最大化的角度出发，便会导致该利益相关者对利益格局变化的抵制行为，这也就直接诱发了老年人体育健康促进中的利益冲突。例如，随着我国老龄产业的日益壮大，为老年人体育健康提供服务的企业不断加入，通过提供更加多元化、优质化的服务来获取商业利益。这在一定程度上改变了老年人体育健康促进的利益格局，打破了"一家独大"式的垄断，触动了旧有的既得利益相关者。

其次，即使老年人体育健康促进中相关制度的变迁不会触动到旧规则中的既得利益相关者，或通过利益补偿的方式对旧规则下的利益相关者进行关照，进而努力向无人受损或人人得益的方向推进"帕累托改进式"的变迁，这也仍然可能会由于利益相对受损而引发利益冲突。

最后，即使在既定的利益格局下，制度的变迁对老年人体育健康促进中所有的利益相关者都有利，但由于各利益主体对制度变迁损益的不同预期，基于各自利益偏好下的"成本—收益"计算方式的不同，仍然可能导致制度变迁中的利益冲突。例如，老年人参与体育活动可以促进自身的健康，国家支持推进老年人体育健康促进的实践可以在一定程度上缓解社会保障的压力，维护社会和谐稳定，而相关的企业也能够从中获利，但每一个主体都希望用最小的成本换取最大的收益，形成了不同的利益预期。看似对不同利益相关者都有利的实践活动，却由于各自不同的损益预期，最终导致了彼此之间错综复杂的利益冲突。

三　利益冲突的中间变量：利益表达的阻滞

现代社会冲突理论认为，现实中的利益矛盾并不会直接导致社会冲突，从利益受损到冲突行为的产生之间存在着一些中间环节和变量，利益表达是其中重要的中间变量。当人们的利益受损时往往会通过利益表达来弥补或挽回利益的损失，只有当利益表达渠道阻滞或通过利益表达未能挽回利益受损的时候，才会产生不公平的心理，进而为冲突的产生创造了必要条件。然而在老年人体育健康促进的现实中，利益表达的实践还不成熟，尚存在一定的问题，表现为以下三个方面。

首先，利益表达者的观念使然。对同一种利益安排或利益受损事件，不同的人可能有不同的反应，其原因之一正是思想观念的差异。当前我国的老年人从中华人民共和国成立初期走来，受集体主义思想中"个人服从集体"的观念影响较重，同时我国传统儒家思想讲求维护人伦和谐，后期的宋明理学主张"存天理、灭人欲"，道家思想要将人引向清静无为的凌虚境界，佛家思想更是要藐视红尘。总体上，这些对我国老年人影响较多的思想造就了其普遍存在的"知足常乐、能忍自安"的观念，这不利于老年人通过合理的利益表达与抗争去争取现实利益。但是，不擅利益表达并不代表能够接受自身的利益受损，当老年人发现国家、社会提供的体育健康促进资源不能够满足其需求时，这些群体会采取他们认为正确的方式来代偿和解决。例如，由于缺乏足够的场地资源，老年人"自然"地选择许多公共空间来开展广场舞活动，并且在活动过程中发生纠纷时也并不善于表达、沟通、化解矛盾，这就诞生了新的冲突。

其次，利益表达主体资源不对称。当前，我国社会组织发育还相对不足，尽管全国范围内有着大量的老年人体育组织，但这些组织名大于实。老年人以"原子化"形式存在于社会之中，当这些原子化的利益个体出现利益受损时，很难对抗有组织的利益群体。此外，利益表达主体资源的不对称还体现在政治资源、经济资源和文化资源的不均衡性上，占有资源的多少直接影响不同利益主体的利益表达能力，进而产生了利益表达效果上的差异。例如，现阶段的老年人缺少组织的有力支持，使其无法通过组织的加工进行系统整合，这就造成了在与政府或市场的利益博弈过程中呈现零和的特征，无法充分表达自身的实际利益诉求。正如弗里德里希·李斯特所言："任何个人如果听任他自己去干，他就只会关心到他自己的需要，充其量也不过兼顾到与他最近的一些后辈，而由个人结合成社会时，就能为关系最远的后代谋便利、做打算，就能为了后一代的幸福而使这一代忍受困难和牺牲。这些都是只有个人结成团体时才会实现的，没有一个懂得事理的人会期望各个个人来这样做的。"① 这体现出尽管个体具有一定的权利，但是如果仅仅各自履行自己的权利，没有充分依靠组织的力量是无法实现自身相应诉求的。

最后，利益表达方式供给不足。这主要表现在利益表达渠道狭窄以及利益表达效果有限。从利益表达的渠道来看，一是当前我国老年人体育健康促进的利益关系庞杂，多元化的利益诉求使得传统的平台、载体无法承载大量的、个性化的多方主体的利益诉求。二是应对和处理相关利益诉求表达的机构还不完善，比较普遍的问题是机构的独立性不够，机构人员的法治意识、程序意识有待提高等。以老年人表达自身体育健康的需求为例，目前主要向社区等基层部门进行反映，少有独立、专门的机构，这就造成了问题处理过程中的程序混乱和权责不分，难以实现利益表达的目的。三是老年人体育健康促进的利益诉求表达尚缺乏一个政府、社会、市场的联动处理机制。三方不同部门、组织和机构之间的衔接性还有待加强。从利益表达的效果来看，利益表达一般会出现以下几种可能：一是有关利益诉求根本没有传递到期望中的权力主体；二是有关利益诉求传递到了期望中的权力主体，但是没有以利益表达者期望的速度，或没有完整地传递到权力主体；三是有关利益诉求及时、完整地传递到了权力主体；四是尽管相关利益诉求传递到了权利主体，但是没有得到考虑；五是尽管有关利益诉求得到了权利主体的考虑，但是没有被承认或实现；六是尽管有关利益诉求得到了承认或实现，但只是部分地承认或实现；七是有关利益

---

① ［德］弗里德里希·李斯特：《政治经济学的国民体系》，陈万煦译，商务印书馆1997年版，第144页。

诉求得到完全的承认或实现。① 每位利益表达者都期望能够达成第七种表达的效果，但其可能性有限，老年人体育健康促进中各方利益主体在表达各自利益诉求的过程中都会遇到这样的问题。

四 利益冲突的助推因素：社会舆情的传播

老年人体育健康促进主体间利益冲突的形成是一个从量变到质变的过程，各方主体利益诉求的受损是其直接诱因，当相应的利益表达又未能弥补或挽回利益的损失时，冲突自然会随之形成，除此之外，社会舆情的传播为其中利益冲突的生成提供了"助燃剂"。所谓舆情，是舆论情况的简称，是指在一定的社会空间内，围绕中介性社会事件的发生、发展和变化，作为主体的民众对作为客体的社会管理者及其政治取向产生和持有的社会政治态度。它是较多群众关于社会中各种现象、问题所表达的信念、态度、意见和情绪等表现的总和。② 在现代社会中，伴随互联网技术的迅速发展，信息的网络传播渠道层出不穷，由于网络具有相对自由性、隐蔽性和随意性的特征，一些对社会发展不满的情绪和因正常利益表达渠道阻滞的舆情民意在实践中就成为利益冲突的助推因素。

以广场舞这一最具中国特色的老年人体育健康促进活动为例，在其发展初期并未出现尖锐的社会矛盾与冲突，在 2012 年之前也没有过多或有深度的活动报道，而就在 2013 年一年时间里，我国的媒体关于广场舞的态度和立场发生了转变。诸如南京、武汉"泼粪"、石家庄"泼油漆"、吉安"泼机油"、成都"水弹"事件，使得广场舞活动迅速从"全民健身"的标杆转变为"全民公敌"。这一现象的发生固然是广场舞活动在发展过程中存在的问题和缺陷长期积累所导致，但也可在其中看到社会舆情传播的推动力量。在媒体的持续报道下，参与广场舞的老年人群被赋予了"污名

---

① 侯健：《利益表达与公权行为——公民如何影响国家》，复旦大学出版社 2015 年版，第 16 页。

② 谢海军：《"无直接利益冲突"生成逻辑及社会治理》，社会科学文献出版社 2015 年版，第 121 页。

化"甚至"妖魔化"的色彩，其负面形象的媒体建构也使得老年人群体承受了大量的冷嘲热讽。面对一时之间铺天盖地的批评与质疑，参与广场舞活动的老年人群根本无法有效地抵抗、还击，甚至无法在这样的舆论攻势和压力下有效地表达自身的利益诉求。

老年人通过广场舞活动追求个体的健康利益本身并没有错，但也要在活动的过程中自觉维护公共秩序，而社会同样应当对此做出积极、有效的调适，舆论媒体在此类问题上应加以积极引导，通过公德意识的宣传，培育公德习惯，不仅助力老年人体育健康促进的实践发展，同时也为创造更为和谐的社会环境做出应有的贡献。

第三节　老年人体育健康促进主体间利益冲突的协调方式

一　不断谋求发展，促进利益增长

老年人体育健康促进主体间利益冲突形成的原因复杂多样，而无论是利益诉求的受损，还是利益表达的阻滞，都与现阶段我国老年人群日益增长的体育健康促进需求与体育事业不平衡不充分发展之间的矛盾密切相关。这是由于在一定时期内老年人体育健康促进实践活动所能提供的利益总量是有限的，而不同的利益主体对各自利益的追逐则是无限的，因此，必然会使得一部分利益主体获得利益，另一部分利益主体失去利益；一部分利益主体得到了较多的利益，而另一部分利益主体获得较少的利益。从协调利益冲突的途径来看，通过强制的力量控制虽然可行，但却并不涉及其根本。因为在既定的社会秩序内，利益强势者对利益弱势者的让步只能是阶段性的，甚至是象征性的，根本的问题还在于如何最大限度地实现社会利益的增长。如果社会利益得到持续提升，即使并非所有的利益主体都能实现利益最大化，彼此间的利益冲突也可以控制在一定的范畴之内。

"发展是解决我们面临的所有问题的关键。"① 党的十九大报告明确提出，"中国特色社会主义进入了新时代"，强调"必须坚持以人民为中心的

① 《江泽民文选》第二卷，人民出版社 2006 年版，第 432 页。

发展思想，不断促进人的全面发展；坚持在发展中保障和改善民生，增进民生福祉是发展的根本目的"。① 以满足人民对美好生活的需求为出发点推进"健康中国"建设，老年人是极其重要的组成部分。协调老年人体育健康促进中主体间的利益冲突，必须大力促进我国体育事业的发展，"做大蛋糕"，增加可供老年人体育健康促进中不同利益主体分配的利益。也只有在"纯利"不断增加的基础上协调彼此间的利益关系，才能使得老年人体育健康促进主体间的利益关系朝着健康有序的方向发展。而从利益增长与利益冲突的绝对函数来看，如果利益增长达到极大值，那么利益冲突也就自然下降到极小值。

要实现老年人体育健康促进实践的利益增长，首先，政府作为老年人体育健康促进的责任型利益相关者，需要不断加大对老年人体育扶持的力度，通过增加老年人体育健身设施，提高老年人公共体育服务质量等措施为老年人体育健康利益的获取奠定物质基础。其次，体育组织等老年人体育健康促进的伙伴型利益相关者应充分发挥其非政府组织的价值和使命，拓宽老年人体育健康促进的利益来源渠道。最后，企业等老年人体育健康促进的商业型利益相关者需要转变观念，树立长远的眼光，积极参与老年人体育健康促进的实践，利用市场机制的灵敏性、客观性和主动性为老年人提供相应的服务，也为自身挖掘新的利益增长点。

二　重视利益受损，实施利益补偿

在现实的老年人体育健康促进的实践过程中，不同的利益相关者并不能真正获得自己应得的相关利益，存在着各式各样利益受损的情况。这些利益受损既有不可避免的，也有可以规避的。而当一些受损的利益，尤其是可以规避的利益损失没有得到及时恢复或补偿，就必然会产生主体间的矛盾与冲突，进而影响到老年人体育健康促进的发展。利益补偿是协调主体间利益冲突的重要路径，特别体现在处理社会改革发展过程中的利益失衡问题。

---

① 习近平：《决胜全面建成小康社会　夺取新时代中国特色社会主义伟大胜利——在中国共产党第十九次全国代表大会上的报告》，人民出版社 2017 年版，第 23 页。

首先，老年人作为本书研究中的权益型利益相关者，伴随着年龄的增长，其身体各组织结构和器官功能都出现了明显退化，不同程度地出现了健康问题，加之在退休之后老年人社会角色的失去，使得其在日常生活和独立维持生计等多方面都不可避免地要依赖家庭或社会的关心和保护。因此老年人作为社会的弱势群体，参与体育健康促进活动同样需要得到国家和社会的支持与帮助。正如罗尔斯所言："社会必须更多地注意那些天赋较低或较不利社会地位的人们，只要能给那些最少受惠的社会成员带来补偿利益，它们就是正义的。"① 现阶段，国家对于老年人参与体育健康促进活动的利益补偿主要以健身路径的修建和体育器材的提供为主，缺少对老年人体育公共服务权利和责任意识的培养和塑造。同时，当前我国老年人体育健康促进的利益补偿主体基本都是由政府担当，与西方发达国家盛行的体育捐赠等慈善活动和义务志愿活动的开展相比还存在明显不足，应当进一步拓宽多元利益补偿的渠道和方式。

其次，政府作为本书研究中的责任型利益相关者，也存在着利益受损的情况。政府为老年人提供公共体育服务的过程中，由于公共物品具有外部性，即非竞争性与非排他性，这就导致了"搭便车"行为的产生，使得政府的利益蒙受损失。同时，在现阶段我国经济社会发展还不充分不平衡的现实中，这样长期的、持续的利益补偿势必会加重政府的负担。因此，老年人体育健康促进的利益补偿需要调动社会主体、市场主体参与公共体育服务的积极性，减少政府干预的力度和广度，通过多元利益补偿主体的介入为政府分担压力，实现老年人体育健康促进公共体育服务供给的均衡发展。

最后，本书研究中的商业型利益相关者在参与老年人体育健康促进实践的过程中，由于政府的垄断或市场条件下的信息不对称等问题，造成了市场主体的经济利益受损。当前由于政府几乎包办了老年人体育健康促进中的利益补偿，这不仅给国家带来了一定的负担，也使得市场发展的活力不足，从长远来看，只有充分发挥各个利益相关者的主观能动性，才能有

---

① ［美］约翰·罗尔斯：《正义论》，何怀宏等译，中国社会科学出版社1998年版，第102页。

效实现实践中的利益补偿。"正如一条分割不均的线段，他从较长的线段取出超过一半的那一部分，增加到较短的那一部分去，整条线就均匀了。"① 而在市场主体为老年人体育健康促进提供利益补偿的过程中，政府应首先将具有私人性质的公共体育服务逐步从政府职能中剥离出来，其次通过适度的引导和规则的制定，推动市场的健康、有序发展，从而为老年人体育健康促进提供更多、更优质的利益补偿。

三 均衡利益诉求，实现利益共享

社会成员共享社会发展成果，是科学社会主义的基本理念和核心价值之一，正如恩格斯在《共产主义原理》中所指出的那样："应当结束牺牲一些人的利益来满足另一些人需要的情况，使所有人共同享受大家创造出来的福利。"② 老年人体育健康促进的实践中存在着不同类型的利益相关者，这些主体都有着各自的利益诉求，由于行为倾向的差异导致了主体间的利益冲突。通过均衡不同主体的利益诉求，实现利益共享是协调彼此间利益偏差及冲突的重要方式之一。

首先，从责任型利益相关者的角度来看，国家支持开展老年人体育健康促进活动是以促进老年人身心健康、缓解社会保障压力为主要的利益诉求，而到了地方政府或相关职能部门层面，其利益的诉求源于其自利性需求以及上级部门绩效考核的行政压力。事实上，地方政府的行为选择是其公共性和自利性相互作用的结果，在满足其合法的自利性需求的同时，还更应当积极回应老年人群的实际体育健康促进诉求，体现出政府以人民为中心的工作理念。与此同时，在政府的绩效考核体系中，如果上级政府部门以老年人体育社团建立的数量或相关活动开展的频次等指标为考核的依据，那么老年人体育健康促进的实践势必会流于形式，也必然会导致老年人等权益型利益相关者的利益受损。这就要求政府关注老年人群的满意度和获得感，通过优化绩

---

① 《亚里士多德选集：伦理学卷》，苗力田译，中国人民大学出版社1999年版，第109页。

② 《马克思恩格斯选集》（第一卷），人民出版社1995年版，第243页。

效考核指标等形式增添老年人体育健康促进发展的内生动力。

其次，从权益型利益相关者的角度来看，老年人参与体育活动就是以自身健康的实现为最大的利益诉求，这具有完全的合理性和正当性，然而在实践的过程中，老年人仍应关注相应的公共规则与公共秩序，不能以牺牲其他人的利益来满足自身的需求，只有充分共享国家和社会提供的公共体育服务，才能实现老年人体育健康促进的可持续发展。由于老年人群体是一个有着不同需求意愿和需求能力的高异质性群体，他们对体育健康促进的实际需求也是多元化的。即使是有着相同意愿的人们，由于经济状况、消费能力、价值观念、行为偏好等方面的不同，对老年人体育健康促进的需求也有所不同。这就要求国家和社会在公共服务供给的过程中，不仅要惠及大多数老年人群的健康促进需求，还要尽量平衡不同老年人群的诉求，不断提升老年人在体育健康促进实践中的获得感。

最后，从商业型利益相关者的角度来看，追逐经济利益的最大化是其最为重要的利益诉求。然而在以盈利为目标的前提下，这些利益主体的行为容易偏离老年人的实际需求，背离政府推进老年人体育健康促进的初衷。这就要求政府部门进行有效的引导和扶持，尤其是在老年人体育健康促进这样高投入、高成本、低效益的弱质性产业中，当前的社会资本无法通过市场化力量获得足够经济利益的情况下，更加需要强化政府部门的政策支持和有效引导，才能够缓解商业型利益相关者参与老年人体育健康促进市场化运行的经济利益压力，才能进一步提升社会资本的积极性，不断增加老年人体育健康促进服务的供给总量和服务质量，从而进一步提升老年人体育健康促进需求的获得感和福利感。

总体而言，老年人体育健康促进的利益共享是不同类型的利益相关者在合理差异和互惠互利基础上形成的，是对实践活动中共同利益的公平享有，而利益共享的实现需要不同的利益主体之间彼此信任与宽容，达成相互间的妥协与合作，合理地均衡主体间的利益诉求。

四　增强沟通实效，完善利益表达

现阶段，我国老年人体育健康促进实践是在政府的主导下不断发展，相应的管理格局意味着政府不可避免地参与到利益分配的各个环节中。面对日益庞杂的利益关系格局和日趋多元的利益诉求，政府越来越难以获得各方主体的认同和满意，逐渐成为利益矛盾与冲突指向的焦点。这一方面与现行的体制机制还不够完善有关，另一方面也和相关职能部门及地方政府的自利性需求相关。在我国特定的政治生态环境下，人们对政府的期许和依赖程度较高，习惯于遇到问题找政府，寻求政府的支持和帮助，而同时由于沟通的实效性不足，导致群众部分利益受损。老年人体育健康促进实践同样如此，包括老年人在内的许多利益相关者其诉求的实现很大程度上都依赖于政府的支持，而不同主体间利益冲突的复杂性决定了政府无法保护所有主体的利益诉求，甚至这些矛盾会转嫁为利益受损的主体与政府间的冲突。解决这个难题的关键还在于加强各方主体之间的沟通与交流，通过完善利益表达的方式来促进矛盾的化解。

首先，应拓宽利益表达的渠道，为各方主体间的交流沟通创造载体。这些渠道既是表达者表达利益诉求的途径，也是表达者与国家有关部门之间、表达者与表达者之间联系和互动的管道和平台。当前我国的利益表达渠道可以分为三类，即社会性渠道、机构性渠道和参与性渠道。① 其中，社会性渠道本身就是一个渠道体系，随着传播技术的发展，这一体系中所包含的渠道越发增多，本书研究中的舆论媒体等伙伴型利益相关者在其中发挥着重要的作用；参与性渠道的特点是利益表达围绕待决事项，议题相对集中，其效能一般高于社会性渠道；而当人们希望主动地表达利益诉求，直接送达有关国家机构，这就需要机构性渠道发挥作用，基本形式是我国特有的信访制度。在老年人体育健康促进中，以上这些利益表达渠道尽管都有所开放，但在应用上还明显不足，特别是社会性渠道的作用还未充分发挥。

其次，应完善利益表达程序，通过程序接近正义。相对于利益决定的结果来说，利益表达机制是程序性的，它是联结公民与国家机构的桥梁，

---

① 侯健：《利益表达与公权行为——公民如何影响国家》，复旦大学出版社 2015 年版，第 194 页。

通过这一桥梁传输公民的要求、意见和建议。因此，合理的利益表达需要按照一定的顺序、方式和手续来进行，这样的程序性意味着公民提出某种利益诉求要经过程序的转化才适宜作为公权行为的考虑因素或依据。当前，我国老年人体育健康促进中的利益表达行为正是缺乏这样的程序化过程，许多利益诉求都包含着情绪化的因素，特别体现在老年人群体中，这些情绪化因素如果未经程序的过滤，会影响法律的稳定性、确定性和延续性。该问题的解决需要从政府引导和社会引导两条路径着手，一方面，通过明确老年人体育健康促进的责任主体，将监管与决策的多元化和民主化结合起来；另一方面，不断壮大老年人体育社会组织，培育老年公共体育服务市场，从社会层面引导老年人重视自身的利益表达，实现老年人体育健康促进利益诉求从应然状态走向实然状态。

最后，需要对主体利益表达的行为进行规范。利益表达行为是一定的表达形式和表达内容的统一，表达形式是利益表达行为在时间、空间上的存在状态和表现形式，而表达内容则包括了提出利益诉求、陈述一定事实、进行评价和抒发某种情感等。当老年人群体无法获得国家政策照顾或倾斜，面对不公或是自身的体育活动行为受到阻碍时，既不甘心，又无能为力，当这种矛盾心态和不满情绪累积到一定的程度，就会演变成对抗性的冲突与摩擦。在民众的权利意识不断觉醒的利益分化背景下，需要对主体的利益表达行为进行规范，实现公共政策和公民个人利益之间的相互调适，以达成执行主体和执行对象之间的共识，从而缓解主体间的矛盾与冲突。

现阶段，尽管我国已开展了一系列社情民意反馈制度、社会听证制度、重大决策咨询制度等实践，但都存在着制度程序不够完善、参与范围不够广泛、表达行为不够规范等问题。在老年人体育健康促进中，政府与其他各主体之间的沟通交流缺乏实效性，尽管政府也会在一定范围内听取各方的意见，但是政策方案的制定和最终确定往往还是政府系统内部各种力量博弈的结果，并没有综合考虑到不同利益主体的实际诉求。因此，还需要进一步拓宽表达渠道、完善表达机制、规范表达行为，以更好地增强各方主体间沟通交流的实效性。

第五章　域外老年人体育健康促进协同治理的经验与启示

　　人口老龄化是社会发展到一定阶段的必然产物，也是人类经济发展、科技进步、卫生条件改善和人民生活水平提升的重要体现。老龄化社会作为一个现实问题不仅导致了劳动力资源萎缩的经济性问题，也催生了个体医疗支出和国家社会保障压力增大等社会性问题。域外发达国家最早面临社会人口老龄化的问题，对此做出了大量的有益探索，其中也包含了老年人体育健康促进的实践内容。本章的目的在于分析提炼域外发达国家关于老年人体育健康促进的实践举措和地域特色，通过不同地区的经验举要厘清老年人体育健康促进的国际路向，为我国老年人体育健康促进的实践发展提供具有借鉴价值的具体范本。

第一节　北美地区老年人体育健康促进协同治理的经验举要

　　北美是全球经济最发达的地区，其 GDP 发展总量和人均 GDP 远超欧盟等其他地区，人类发展指数较高。该地区的人口族裔构成多样，拥有全球闻名的移民国家，尽管每年都有大量年轻移民的人口稀释，但受 20 世纪40—60 年代"婴儿潮"的影响，人口老龄化趋势不断加深。美国和加拿大是该地区最主要的国家，其中美国于 20 世纪 40 年代初就步入了老龄化社会。据联合国的人口预测，到 2050 年，美国 65 岁及以上人口总数将达到 8712.7 万人，占总人口数的 21.6%；加拿大在 20 世纪 20—30 年代，老年人口约占总人口数的 5%，1960 年，这个比例上升至 8%，达到了联合国关于老龄化社会界定的标准。此后的人口老龄化程度不断加深，据预测到 2035 年左右，加拿大的老龄人口将达到 980 万人，占总人口的 24.5%。长期以来，美国和加拿大在经济、政治、军事、社会等不同领域合作紧密，形成了密切的同盟合作关系，因此，在老年人体育健康促进方面也存在着一系列认识与实践上的共识及成果，具体表现在以下三个方面。

一 立法为先，以明确的法律条文为实践基石

从美国的立国之初，法治精神就深入这个国家及其社会的每一个角落，程序正义先于实体正义是现代美国法治最核心的要素，① 老年人体育健康促进的实践活动也不例外。为应对劳动人口不足、社会保障压力增大等老龄化社会问题，1935 年 8 月，美国国会通过了《社会保障法》（Social Security Act），旨在为国民提供老年人保险受益。历经 80 余年的实践及期间的四次修正与改进，美国社会已形成了较完善的社会保障法律体系，为老龄化社会的应对奠定了坚实的社会保障基础。20 世纪 60 年代，美国的老年人口数量进一步增加，同时老年人贫困的现象严重，正如美国卫生、教育和福利部部长塞勒布雷瑟在全国老龄报告中指出的那样："害怕疾病和缺少充足的经济来源是 1800 万美国老年人最担心的事情。"② 面对如此的困境，联邦政府不得不采取更为有力的措施来为老年人群提供更加全面的保障和支持。1965 年 7 月，美国政府出台了《美国老年人法案》（Older Americans Act），为老龄工作提供了有力的法律依据和切实可行的行动框架，该法案第二款明确提出"在科学许可的范围内，老年人应获得生理和心理的健康，不受经济状况的影响"，并要求"为老年人提供服务，使其经常参加身体活动和体育锻炼，保

---

① 陈勤：《简明美国史》，云南人民出版社 2017 年版，第 44 页。
② B. Edward, "Shades of Gray: Old Age, American Values and Federal Policies since 1920", *Journal of Social History*, No. 4, 1984, pp. 722-723.

持身心健康"。这些内容也成为后来"健康老龄化"和"积极老龄化"等议题的重要依据。① 1987 年，《美国老年人法案》进行了修订，补充了健康教育与健康促进（health education and promotion）的内容，进一步明确了老年人参与体育锻炼促进健康的重要地位。

在加拿大，面对同样严峻的老龄化形势，政府采取了与美国类似的措施手段，即首先通过立法，有目的地实施老年人社会保障计划，1927 年，《老年补助法》的颁布标志着加拿大老龄化社会应对的开始。20 世纪 50 年代之前，体育运动在加拿大并不受欢迎，许多政府高层人士和社会上层人士都不认可体育在健康促进计划中的作用。② 但随着现代人们生活方式的改变，身体活动水平急剧下降，由此带来的一系列健康问题引起了政府的高度关注。加拿大政府试图通过立法来介入体育，并于 1943 年颁布了首部体育法——《国家身体健康法》，倡导"通过体育发展与人身体相关的活动，改善身体缺陷，实现身体健康发展，并为此提供相关设施，积极组织活动促进身体健康"③。该法案的颁布，意味着加拿大已经开始在国家层面重视体育的发展，并试图建立起从联邦到地方的多层体育管理体制，同时也为后来加拿大的体育立法和体育政策制定确定了基本的思路。1961 年，在工业化和城市化的影响下，人们的身体活动越发减少，国民健康水平持续下降，加拿大政府颁布了新的体育法——《健康与业余体育法》，进一步强化了国家层面对体育健康促进的支持和保障。该方案明确提出了立法的目标是"为了鼓励、促进和发展加拿大健康和业余体育，协调联邦政府在鼓励、促进和发展健康和业余体育方面的相关活动"④。加拿大的两部体育法尽管没有明确涉及老年人群，但法案中多级政府体育管理体系的构

---

① 全国老龄工作委员会办公室：《国外涉老政策概览》，华龄出版社 2010 年版，第 133 页。

② West J. Fitness, *Sport and the Canadian Government*, Ottawa：Fitness and Amateur Sport Branch, 1973, p. 25.

③ 姜熙：《加拿大〈国家身体健康法〉和〈健康与业余体育法〉研究及启示》，《成都体育学院学报》2015 年第 1 期。

④ Lucie Thibault, *Sport Policy in Canada*, Ottawa：University of Ottawa Press, 2013, p. 47.

建、"联邦—省费用分摊协议"在体育领域的实行以及对体育组织的资助和支持等条文,① 都为老年人体育健康促进的开展奠定了坚实的基础。

二 规划引领，以完善的行动方案为实践指引

除了从国家层面颁布法案为老年人体育健康促进构筑实践的基石，美国和加拿大的相关职能部门和地方政府还联合研究机构制定了完善的综合性规划，以此引领老年人体育健康促进的持续健康发展。20 世纪 70 年代，由美国国家人力开发协会和总统体质与体育委员会在全国范围内共同推出了"60 岁以上人群保持活力"的计划,② 鉴于美国各州自治的基本国情，部分州在本地区范围内实施了老年人体育健康促进计划，如南卡罗来纳州开展的"60 岁人士的健身"项目。③ 在这一时期，美国国家预算中的医疗经费主要用于国民的疾病治疗，仅有 4% 的经费用于疾病预防，因此，卫生署于 1979 年发布的《健康公民：卫生署关于预防疾病和促进健康的报告》中指出："做好疾病预防工作可以拯救生命，可以提高生活质量和生命质量，从长远看，在疾病预防环节投资可以节约医疗费用。"④ 体育健康促进是疾病预防环节的重要组成部分，老年人通过积极参与体育锻炼，增加身体活动可以有效地促进身心健康、防治各类疾病。因此，自 1980 年出台《国家目标：促进健康、预防疾病》文件起，美国政府每隔十年即对该"健康公民"系列政策规划进行更新，在已公布的四个不同时期的国家健康战略规划中都有关于老年人体育健康促进的内容，这些内容不断充实且具体细化，计划的针对性和实践的可操作性不断增强，特别是《健康公民

① 姜熙：《加拿大〈国家身体健康法〉和〈健康与业余体育法〉研究及启示》，《成都体育学院学报》2015 年第 1 期。

② Administration on Aging, *Investments in Change: Enhancing the Health and Independence of Older Adults*, Washington D. C.: AOA Publication, 2008, pp. 33-39.

③ Newsman, *President's Council on Physical Fitness and Sports Newsletter*, Washington D. C.: President's Council on Physical Fitness and Sports Publication, 1976, pp. 2-5.

④ Educaion, Welfare, Public Health Service, *Healthy People: The Surgeon General's Report on Health Promotion and Disease Prevention*, Washington D. C.: DHEW Publication, 1979, p. 9.

2020》提出的 42 个主题领域中，更是明确了老年人体育锻炼的议题，并首次出现在国家的健康战略规划中，老年人休闲体育活动参与率已成为评价指标之一，如表 5-1 所示：

表 5-1　　　　美国"健康公民"战略规划中老年人体育健康促进内容

健康战略规划	老年人体育健康促进内容
《国家目标：促进健康/预防疾病》①	老年体育目标：到 1990 年，65 岁及以上老年人参加体育活动比率为 50%，如经常走路、游泳或其他有氧运动 预防/促进措施：鼓励多种形式的保健服务，为慢性病患者提供锻炼处方，并作为辅助治疗手段，为 65 岁以上老年患者和残障人士提供具体的体育锻炼信息
《健康公民 2000：预防疾病和促进健康的国家目标》②	老年体育目标：1985 年，43% 的 65 岁以上老年人没有参加体育活动，到 2000 年减少到 22% 老年体育价值：健康老龄化的关键因素之一是经常参加体育活动；体育活动可以预防和控制老年人常患的疾病，提高骨密度，降低骨质疏松的发生率，提高平衡能力、协调性和肌肉力量，减少老年人摔倒的可能性，保持合适的体重，延长寿命 促进老年人锻炼的建议：人们从体育活动中受益并不需要大强度的活动，只需要养成经常锻炼的习惯，如每天走路 30 分钟

① U. S. Department of Health and Human Services, Public Health Service, *Promoting Health/Preventing Disease：Objectives for the Nation*, Washington D. C.：DHEW Publication, 1980.

② U. S. Department of Health and Human Services, Public Health Service, *Healthy People 2000：National Health Promotion and Disease Prevention Objectives*, Washington D. C.：DHEW Publication, 1990.

续表

健康战略规划	老年人体育健康促进内容
《健康公民 2010：促进健康的国家目标》①	老年体育价值：经常参加体育活动有助于老年人保持独立生活能力；力量锻炼、柔韧性锻炼对老年人尤其重要，可以延长独立生活的时间，提高老年人的生命质量和生活质量 促进老年人锻炼的建议：为老年人提供健身场所的信息，以便他们坚持参加体育活动
《健康公民 2020》②	锻炼指南：将 65 岁以上老年人分为健康与患有慢性疾病群体，经常锻炼和不经常锻炼群体。建议健康状况良好的老年人参照成年人锻炼指南；建议老年人每周参加中等强度活动至少 150 分钟或大强度活动至少 75 分钟，或者二者相结合的运动；鼓励老年人每周参加中等强度身体活动 300 分钟或大强度活动 150 分钟，或者二者相结合的运动；强调力量锻炼的重要性 建议运动项目：走路、慢跑、舞蹈、游泳、水中健身操、健身操、骑车（包括固定自行车）、网球、高尔夫球、园艺（耙地、用割草机割草）；力量锻炼项目：弹力带操、负重抗阻力操，使用力量锻炼器械、哑铃和杠铃，瑜伽、太极等

进入 21 世纪以来，随着美国社会人口老龄化程度的加深，国家的社会保障体系和医疗系统资源的压力不断增加，而老年人体育活动促进身心健康、预防疾病的效用得到了人们的广泛认同，推进老年人体育健康促进行动可以部分缓解社会保障和医疗资源的压力。综合这些原因，2001 年，美国国家疾病预防控制中心、美国运动医学学会等六个组织联合发布了《国家蓝图：促进中老年人身体活动计划》，这是"美国第一份专门针对老年人参与体育活动促进健康的综合性规划"，该规划鼓励中老年人在日常生

① U. S. Department of Health and Human Services，Public Health Service，*Healthy People* 2010：*National Health Promotion Objectives*，Washington D. C.：DHEW Publication，2000.

② 彭国强、舒盛芳：《美国国家健康战略的特征及其对健康中国的启示》，《体育科学》2016 第 9 期。

活中通过积极的身体活动来促进健康，提高个体的生活质量，① 该计划在公共政策、学术研究等六个不同的层面提出了具体的 18 项对策与倡议（如表 5-2 所示）：

表 5-2　　美国《国家蓝图：促进中老年人身体活动计划》主要内容②

涉及领域	主要内容
公共政策	1. 成立专门研究小组，研究老龄化与身体活动的对策 2. 增强决策者对身体活动促进中老年人健康的认知 3. 对决策部门、社会组织和保险公司进行健康教育
学术研究	4. 提供适合不同健康状况中老年人的身体活动方式，并有效评定其活动效果 5. 对慢性疾病及身体残障中老年人的身体活动展开研究 6. 开展行为研究，探讨中老年人参与身体活动的动机
公共卫生	7. 宣传身体活动指南及其他已取得成效的项目 8. 充分利用社会体育资源开展医疗保健康复服务 9. 研发临床医生信息数据库，提供运动处方
社区家庭	10. 在社区寻求专业人士，帮助社区活动项目的设计与开展 11. 为各部门与社会组织提供技术支持 12. 提供身体活动的形式与内容
宣传营销	13. 成立相关组织，分享老年人体育健康促进带来的商业利益 14. 研发普及性强的身体活动方式 15. 支持开发身体活动的项目和信息
综合领域	16. 建立国家信息中心，传递中老年人身体活动的相关信息 17. 普及不同年龄段中老年人的健身知识 18. 制定统一的中老年人健身指导员培训标准

　　纵观美国不同时期的老年人体育健康促进政策战略规划，其内容越发具体而详细，具有较强的可操作性和现实意义，这也为老年人体育健康促进的实践提供了指引，极大地推动了老年人体育健康促进的实践发展。

---

　　① R. Mockenhaupt, "National Blueprint for Increasing Physical Activity Among Adults Age 50 and Older: Creating a Strategic Framework and Enhancing Organizational Capacity for Change", *Journal of Aging and Physical Activity*, Vol. 9, No. 1, 2001, pp. 1-28.

　　② National Blueprint Office, *Strategic Priorities for Increasing Physical Activity among Adults Age 50 and Older*, Illinois: Human Kinetics, Inc., 2002, pp. 5-13.

三 科技支撑，以严谨的循证研究为实践保障

美国的科学技术在全球处于领先地位，在运动与健康领域也具有极高的先进性与权威性，其中美国运动医学学会（ACSM）以"运动是良药"（Exercise is medicine）的核心理念在运动促进健康领域发挥了极其重要的指导作用。此外，美国国家运动医学会（NASM）、美国体能运动协会（NSCA）、美国运动委员会（ACE）等世界知名的学术机构，通过严谨的循证研究和流行病学调查为老年人参与体育健康促进提供了科学的指导。

20 世纪 60 年代，美国的研究组织就意识到工业化和城市化会带来人们生活方式的改变，久坐少动而引起的健康问题只有通过增加身体活动才能有效改善。同时，研究者们还敏锐地发觉老年人在参与体育健康促进的过程中，由于心血管机能的退化和各种慢性疾病的影响，身体活动存在着一定的安全问题。由此，1972 年，美国心脏学会（AHA）专门发布了《运动健康指南》（*Exercise Testing and Training of Apparently Healthy Individuals：A Handbook of Physicians*），其主要目的在于保障老年人等特殊群体的运动安全，并通过中等以上的运动强度来降低心血管疾病的患病风险。[1] 1996 年，经过各个学术机构和研究组织的共同努力，首部美国国民公共健康指南《身体活动与公共健康——来自 CDC 和 ACSM 的报告》正式发布。该指南分析了身体活动对健康效益的价值，并倡导包括老年人在内的国民积极参与体育锻炼以更好地促进健康，但相关的调查显示，有规律地参加中等强度以上身体活动的美国成年人的比例并没有出现显著性增长（1997 年为 32%，2006 年为 31%）。此外，针对不同人群获得身体活动健康效益的适宜运动量也需要建立在科学研究循证研究的基础上，这在一定程度上促使在美国联邦政府层面上出台身体活动与健康的相关政策。2008 年，美国政府正式发布了由美国健康与大众服务部（the Department of Health and Human Service）共同负责撰写的《美国身体活动指南（2008）》，这份 70 余页的身体活动指南具有划时代

---

[1]　American Heart Association, *Exercise Testing and Training of Apparently Healthy Individuals：A Handbook of Physicians*, Dalls：AHA, 1972.

的意义，其中针对老年人群的多样性以及大部分老年人患有慢性疾病的现实，该指南除了要求老年人参与体育健康促进时参考成年人标准之外，还建议如果老年人因各种特殊原因不能达到每周锻炼150分钟，应适当降低标准，并增加平衡能力的练习以预防跌倒等意外事件的发生。[1]

历经十年的发展，美国政府于2018年再次更新了《身体活动指南》，将这十年运动与健康领域的最新研究进展融入新版本的指南中，以更好地指导人们的体育健康促进活动。第二版本的《美国身体活动指南》（*Physical Activity Guidelines for Americans*, *2nd Edition*），进一步强调了老年人身体活动的益处，指出身体活动可以降低老年人跌倒和坠落的风险，并再次重申了老年人需要每周至少150分钟的中等强度有氧运动，以及每周至少两天的肌肉力量练习。[2]

1974年，加拿大政府发布了《加拿大人健康规划》，详细梳理了加拿大国民的健康问题和主要死因构成，该报告指出包括身体活动不足在内的不良生活方式是影响加拿大国民的重要健康风险因素。由此，加拿大的研究组织开展了针对不同人群身体活动的科学研究，并于1997—2002年间，分别发布了成年人、老年人和青少年儿童等不同年龄段人群的身体活动指南。[3] 在此基础上，为进一步覆盖所有人群并结合最新的研究证据，2011年，加拿大再次更新发布了《加拿大身体活动指南》。[4] 该指南耗时五年，由被业内誉为运动生理学"金标准"的加拿大运动生理学学会研发而成，具有高度的权威性和严谨性。其中，针对65岁及以上的老年人群提出了身体活动的目标，即维持健康，预防慢性疾病的发生，延长生命且提高生活质量。指南建议老年人每

① 2008 *Physical Activity Guidelines for Americans*, U. S. Department of Health and Human Service, 2008.

② 赵亚杰、项贤林、陈长洲等：《〈2018美国身体活动指南〉的特征及其对"健康中国"战略实施的启示》，《吉林体育学院学报》2019年第5期。

③ T. Michael, E. William, "Canada's Physical Activity Guides: Background, Process and Development", *Canadian Journal of Public Health*, Vol. 98, No. 2, 2007, pp. 9-15.

④ S. Mark, E. Darren, Ian Janssen, "New Canadian Physical Activity Guidelines", *Applied Physiology Nutrition Metabolism*, Vol. 36, No. 1, 2011, pp. 36-46.

周至少累计完成 150 分钟以上的中等强度活动，每次至少持续 10 分钟以上，而动员大肌群参与的每周 2 次以上的力量训练同样可以增加健康收益，行动能力较差的老年人需要进行一些改善平衡能力和预防跌倒的专项运动，同时，该指南指出更多的日常身体活动会带来更多的健康收益。值得关注的是，加拿大在制定身体活动指南时，专门为老年人群体进行了文献系统评议并建立了入选或排除标准，除了身体活动与健康有关结果的信息外，还检查了与功能能力的保持、功能独立和认知功能有关的结果。这些严谨而规范的做法更加为老年人参与体育健康促进增添了安全保障。

在加拿大政府的政策引导和社会机构共同倡导、组织下，加拿大老年人有规律地从事体育运动锻炼的人数已从 2000 年的 36.1%上升到 2010 年的 40.2%，从事的运动锻炼项目种类也大幅度增加。[①] 而据 2011 年的统计数据显示，加拿大人口平均寿命达到 81 岁，比 2000 年的 80.3 岁高出了 0.7 个百分点，同时全国 2010 年的医疗支出为 1280 亿加元，虽然比 2009 年略有增长，但比 2000 年的 1490 亿加元有了明显的下降。[②] 综合考虑社会经济通货膨胀的影响，这种下降的趋势就更加具有意义。

第二节 西欧地区老年人体育健康促进 协同治理的经验举要

西欧地区是高度发达的资本主义国家集中区域，也是世界上人口最为稠密的地区之一，尽管面积不大，但综合实力雄厚。这里是工业革命的起源地，经济社会的快速发展给国民生活水平的提高提供了物质基础。由于社会卫生医疗条件的改善和人民生活水平的提高，西欧地区各国人的寿命不断延长，使得老年人口的数量持续增长。西欧国家的人口老龄化进程始于 20 世纪 30 年代前后，1929 年，英国 65 岁以上人口数量超过了总人口数的 7%，

---

① 李宇星、周德书：《中国加拿大老年体育比较研究》，《体育文化导刊》2014 年第 4 期。

② Terry Robertson, *Foundation of Therapeutic Recreation*, 4th Edition, Illinois：Human Kinetics, 2010, p. 35.

正式跨入了老龄化社会，至 2005 年，英国老年人口数量已达到了 957 万人，占总人口数的 16%；德国 65 岁及以上人口占总人口数的比重在 1930 年突破了 7%，此后这一比例不断上升。自 1974 年以来，联邦德国一直是世界上人口出生率最低的国家，这导致了国家人口总量持续下降，老龄化程度愈加严重，据联合国人口预测，到 2025 年，德国 65 岁及以上人口将达总人口数的 22.1%，到了 2050 年，将达到 29.16%。西欧地区各国之间联系紧密，形成了经济社会一体化发展的趋势，加之彼此间的价值观念趋同，因此在很多领域的发展过程中有着相似的做法，在老年人体育健康促进实践中也存在着一些相近的成功经验值得借鉴学习，具体表现为以下三个方面。

一　健全有效的社会治理机制为老年人体育健康促进的运行奠定了基础

老龄化社会的发展给西欧国家带来了各种社会问题，面对社会人口的结构性改变和国民需求的不断转变，西欧地区各国的执政者开始更新社会治理的机制以更好地满足老年人群体的多元利益诉求，提高政治的回应性和民主性，进而实现维护社会和谐稳定的目标。在西欧国家传统的开放与包容、公平与平等、互动与协作的价值理念下，各国均构筑了包括政府、社会组织、企业、媒体等多元主体的社会治理结构。其中，英国作为现代体育运动的发源地，在体育公共事务治理方面有着开创性的贡献，将政府从原先统领政策制定、执行及反馈的全能型政府转变为只负责宏观战略规划与战略目标确定的规划型政府，并将步骤设计、组织实施以及绩效监督等都从政府职能中剥离出去，交给非政府组织、社会团体及私营的市场机构等多元的治理主体，从而在权力下放的过程中形成了政社互动合作的"伙伴关系"。英国老年人体育健康促进的运行围绕社区而展开，这与英国社区体育的蓬勃开展有着密切的关系，在 1960 年政府发布的《沃芬顿报告》（*Wolfenden Report*）中就明确提出了"社区体育"（sport in the community）的概念，要求地方政府要重视社区体育发展的任务，[①] 老年人可以在

---

① J. Wolfenden, G. C. Allen, E. B. Clarke, *Sports & the Community: The Report of the Wolfenden Committee on Sport*, London: The Central Council of Physical Recreation, 1960, p. 27.

社区体育的关照下积极参与体育锻炼，增进自身的健康。

德国早在联邦德国时期就开始了由政府管理向社会治理的模式转变，在经济社会发展和社会人口老龄化的背景下，德国的社会发展目标、任务以及相关政府部门机构的职责权限都在发生着较大转变。① 德国拥有超过九万个不同种类的体育俱乐部，政府为进一步激发这些组织参与体育治理的积极性，对非营利性的体育俱乐部和协会实行减税政策，同时，相应俱乐部和体育协会的捐赠者还可以申请减免个人所得税。在德国政府、相关机构和社会组织的共同协作下，老年人体育健康促进的实践活动在德国广泛开展。2010 年，德国奥林匹克体育联盟与德国家庭、老年人、妇女和青年部联合推出了"50 岁以上老年人健身组织网络计划"，旨在吸引更多的老年人参加体育健身、促进身心健康发展。德国奥林匹克体育联盟下属的体操联盟随即推出了"运动直至 100 岁"计划，动员 80 岁以上的老年人参加体育运动，进行身体稳定性、平衡能力和灵活性的锻炼，从而防止老人身体机能的衰退，增强他们的生活自理能力。同时，体育组织还与地方的老年人协会加强合作，将体育活动的安排信息集结成册，更加方便老年人群参与体育健康促进活动。②

荷兰著名的"让老年人多锻炼"（More Exercise for Seniors）计划由荷兰老年人事务部门、健康与公共卫生部门及社会福利部门共同协作管理，在运作的过程中充分发挥了体育俱乐部、社区活动中心、养老院等社会组织的作用。根据不同年龄段老年人群的身体状况和活动能力对老年人进行分组，并设定体育健康促进的活动目标和运动项目，为老年人群提供活动的场所和具体的实践指导。老年人参与体育健康促进的费用极低，绝大部分费用及场地设施的成本投入都由政府的彩票公益金等资金渠道承担。③此外，为进一步促进身体活动水平较低的老年人的社会参与，荷兰政府还

---

① W. Tokarski, *Two Players——One Goal? Sport in the European Union*, Aachen: Meyer & Meye, 2004, p. 78.

② 侯海波：《德国大众体育发展现状及成功经验探析》，《山东体育科技》2014 年第 3 期。

③ M. Hopman-Rock, M. Stiggelbout, D. Y. Popkema, "More Exercise for Seniors: Report of Program Evaluation", *Tijdschrift Voor Gerontologie En Geriatrie*, Vol. 37, No. 5, 2006, pp. 195-202.

与体育协会合作开展了运动技能培训，激发老年人参与体育活动的热情，从而更好地融入社会促进个体身心健康。

总体而言，在西欧地区各国行之有效的社会治理体系下，老年人体育健康促进的实践运行在多元主体的协作共建中，实现了互惠互利的状态。当然，这与西欧国家发达的经济实力、政府体制改革和强大的第三方力量有关，"小政府、大社会"的模式下形成的健全有效的社会治理机制为老年人体育健康促进的实践运行奠定了坚实的基础。

二　多元供给的体育场地设施为老年人体育健康促进的实现提供了载体

西欧地区各国大都在历史上承办过多次奥运会的赛事（如表 5-3 所示），大型体育赛事的举办运行使得西欧国家的许多城市拥有了充足多样的体育场地设施。而这些国家在建造奥运场馆之前就有了一系列的长远规划，充分考虑到了赛事结束之后的大众体育健身需求。2012 年，承办奥运会的英国在规划设计奥运场馆之初就将隶属于英国文化、媒介和体育部的非政府管理组织——奥运交付管理局与伦敦遗产发展集团，共同加入参与规划奥运场馆的设计、建设及赛后的体育功能，大部分场地设施在奥运会结束之后经过改造成为了国民体育健身的场所。[①]

表 5-3　　　　　　　　　　西欧各国承办奥运会情况一览表

国家	承办情况
英国	1908 年伦敦奥运会
	1944 年伦敦奥运会
	1948 年伦敦奥运会
	2012 年伦敦奥运会
法国	1900 年巴黎奥运会
	1924 年巴黎奥运会

---

① 王磊、司虎克、张业安：《以奥运战略引领大众体育发展的实践与启示——基于伦敦奥运会英国体育政策的思考》，《体育科学》2013 年第 6 期。

续表

国家	承办情况
德国	1916 年柏林奥运会
	1936 年柏林奥运会
	1972 年慕尼黑奥运会
荷兰	1928 年阿姆斯特丹奥运会
比利时	1920 年安特卫普奥运会

西欧国家除了拥有大量的可用于承办大型体育赛事的场馆之外，还重视在基层社区多渠道发展适合居民运动休闲的体育场地设施。在英国，老年人体育健身的场地设施主要来源于三大供给主体：公共主体、私人主体以及自愿和社区组织主体。这些主体之间形成了以公共主体为主、自愿和社区组织主体为辅、私人主体作为有效补充的供给网络（如图 5-1 所示）。总体上，英国可供老年人群体参与体育健身的场地设施分为室内和室外两种，其中室内设施主要包括体育（休闲）场馆、健康俱乐部（health club）等，这些室内的体育场地设施一般都为综合性多功能场馆，能够开展游泳、羽毛球、网球、壁球、舞蹈、健身操等运动项目；而室外设施主要包括公园、健身步道、高尔夫球场、网球场等。据 2002 年英国政府出台的体育政策 "Game Plan" 数据显示，全英各地区共有大约 3000 个健身俱乐部和健身房，共计 21000 个运动场，这些丰富多样、种类齐全的体育场地设施为老年人多样化、多层次的体育健康促进需求提供了必要的载体。①

德国在第二次世界大战后被分为联邦德国和民主德国，其中联邦德国奥委会于 1960 年提出了 "黄金计划"（"A Golden Plan for Health, Play and Recreation"）。值得注意的是，该计划来自于体育组织的倡议，而不是由政府主导发起的，其在全国范围内修建了包括中等规模的运动场、体育馆、游泳池（馆）等在内的共计 67095 个体育设施，为民众的运动、休闲

---

① ISPAL, The Sport, Parks and Leisure Industry—Some Key Facts, http：//www.ispal.org.uk.

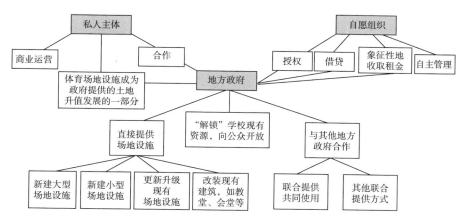

图 5-1　英国大众体育场地设施供给主体关系图示①

提供了足够的体育基础设施，老年人也从中受益颇多。随着德国的统一和经济社会的发展，德国的体育场地设施不断增加，据德国奥体联秘书长费斯佩尔于 2013 年 4 月在国际奥委会第 15 届世界群体大会上公布的数据显示，德国拥有体育设施共计约 23 万处，其中运动场约 6.6 万个，室内体育馆约 3.6 万个，除此之外还有长达 37 万公里的运动健身路径，② 如此众多的体育场地设施也为德国老年人体育健康促进的开展提供了载体。"Keep Fit"项目是德国著名的老年人体育健康促进模式，它是由德国体育联盟联合红十字会共同组织开展的老年人社会福利项目，旨在通过科学的体育锻炼促进老年人的身心健康和社会适应能力。该项目的运作主要由遍布全国的各级红十字会负责，帮助、指导老年人参与体育健身活动以增加其健康水平，而老年人体育健身的载体正是建立在遍布德国城乡各地的各种体育

① Audit Commission, *Local Authority Support for Sport*: *A Management Handbook*, London: HMS, 1990.

② Vesper Michael, New Perspectives in Sport for All—Sustainable Facilities and Public Spaces As Key Success Factors, 15th IOC World Conference On Sport For All, 2013.

场馆设施之上。①

　　荷兰政府历来重视体育设施的建设，第二次世界大战后荷兰政府的国家战略规划中就包括了体育场地设施的设计内容，经过长期坚持不懈的经费投入和工程建设，当前60%以上的国民可以在其居住的5公里范围内找到自己喜欢的体育设施。这给荷兰的老年人群参与体育健康促进活动提供了极大的便利，同时也激发了老年人参与体育健身的积极性。据统计资料显示，② 荷兰65—79周岁的老年人群体育活动的参与率由1979年的8%提升至2007年的41%。此外，荷兰作为享誉全球的自行车王国拥有贯穿全国的自行车道，政府鼓励人们使用骑行的交通方式并且在道路建筑设计中重视自行车的路权，推翻了以往"汽车享有道路中间通行权"的政策和理念。在此基础和保障之上，骑行的交通出行方式已渗透至荷兰老年人的生活之中，这也在日积月累之间持续提升老年人群的身体活动量，潜移默化地起到锻炼身体的效果。

三　成熟完备的志愿服务体系为老年人体育健康促进的开展赋予了活力

　　西方志愿精神的孕育可以追溯到古罗马时期或更早的宗教慈善性活动，是人们出于博爱思想而帮助他人的行为，这种慈善意识和人道主义精神为西方志愿服务组织奠定了文化基础。英国政府于1601年就先后颁布了《慈善法》和《济贫法》，建立了各级"济贫院"，这也成为现代志愿服务组织的雏形。时至今日，在宗教文化环境熏染下，在政府与社会的引导和推进下，西欧国家的志愿服务体系已然发展成熟，并形成了完备的制度架构和发展模式，为各国老年人体育健康促进的开展赋予了活力。

　　在德国，政府将引导和支持志愿者为社会提供服务作为国家的一项基本战略。1999年，德国联邦议院专门设立了"公民志愿行动的未来"调查

---

① D. Bolz, "Creating Places for Sport in Interwar Europe: A Comparison of the Provision of Sports Venues in Italy, Germany and England", *International Journal of the History of Sport*, Vol. 29, No. 14, 2012, pp. 1998-2012.

② C. Kamphuis, *Rapportage Sport* 2008, Den Haag: Sociaal en Cultureel Planbureau, 2008, p. 28.

委员会，该机构的主要任务就是"为促进德国自愿的、面向公益的、不是以获取物质收益为目的的公民志愿行动，制定具体的政策战略与措施"。2009年，德国内政部在向联邦议会提交的《联邦公共服务报告》中，充分肯定了志愿者及其组织在社会服务中发挥的巨大作用。为了鼓励体育志愿服务工作，德国奥林匹克体育联盟从2000年起设立了"支持体育志愿服务奖"，表彰那些在政治、经济、媒体等领域积极支持体育志愿服务工作的人和机构。此外，德国还通过为志愿者购买意外事故保险、给予税收优惠等措施，大力支持志愿服务。[①] 不同人群特别是老年人群开展体育健身活动时，不仅需要大量志愿者的热情参与，更需要志愿者们充分掌握具备专业的素养和技能后才能进行有效指导与帮助。为了更好地满足特殊群体的体育健康促进需求，德国相关的机构和组织专门制定了体育志愿者培训和管理的流程（如图5-2所示）。[②] 首先通过宣传德意志的志愿者文化来获得志愿者的文化认同，再对志愿者的个人志愿需求进行评估并进行专业的定位和相关培训，完成相应的培训后对志愿者的能力进行评估，根据志愿者的实际情况进行相应的再培训，最后根据需求对志愿者的工作岗位进行调整。整个志愿者的发展循环设有出口，即志愿者可以离开志愿工作，但依据自愿原则保持联系。在英国，体育志愿服务同样在老年人体育健康促进的实践中发挥着重要的作用，国内的英格兰志愿工作协会、国家志愿和青年行动委员会、全国青年志愿服务协会等志愿者团体都与英格兰体育理事会保持了长期的合作伙伴关系。为了激励更多国民投入体育志愿服务中，英国政府推出了《志愿者参与计划》，旨在培训志愿工作的统筹协调人员，其运转模式可被概括为三个环节：招募（志愿者）、激励（从事志愿工作）和保持（志愿者人数稳定）。[③]

---

① 吴飞、张锐、郑晓瑛：《德国体育俱乐部志愿者体系及启示》，《体育与科学》2017年第5期。

② Deutscher Olympischer Sportbund, *Voluntary Positions and Voluntary Involvement in Sport*, Berlin：German Olympic Sports Confederation, 2015, p. 38.

③ L. Robinson, *Managing Public Sport and Leisure Services*, London：Routledge, 2004, p. 17.

规范的志愿者招募、培训体系为西欧各国带来了庞大数量的专业体育志愿者服务队伍，这为老年人体育健康促进实践的开展赋予了活力，并提供了有力的支持。以英格兰地区为例，按 1 年至少参与 1 次体育志愿活动的标准，英格兰地区有 20.9% 的人属于体育志愿者，他们每人每个月贡献的志愿活动时间长达 8 小时以上。而根据德国奥林匹克体育联盟网站公布的数据，2012 年德国体育志愿者共计有 885 万人，其中 185 万人担任了相关职务，这其中 85 万人在领导层面任职，100 万人在执行层面任职（例如教练员），其余的 700 万人无偿进行体育志愿服务。这 185 万担任一定职务的体育志愿者平均每人每月志愿工作 20.1 小时，总计相当于每月 3720 万工时。以每小时劳务费 15 欧元计算，每月劳务价值 5.38 亿欧元，每年劳务价值 67 亿欧元。荷兰拥有世界最高的志愿者工作参与率，并且没有受到人口老龄化加速的影响，其中很重要的因素是老年人拥有极高的参与率。

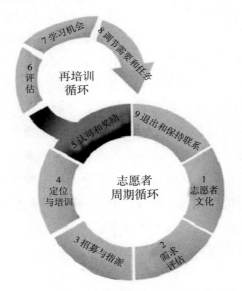

图 5-2 德国体育俱乐部志愿者培训发展流程①

① Deutscher Olympischer Sportbund, *Voluntary Positions and Voluntary Involvement in Sport*, German Olympic Sports Confederation, 2015.

为进一步促进受教育水平较低的老年人社会参与，荷兰政府还在体育领域开展了运动培训，激发老年人参与体育活动的热情，使其更好地融入社会，促进个体健康。当然，西欧各国政府也通过费用补贴、保险购买、税收优惠等一系列措施为志愿者们提供了相应的支持和鼓励。在荷兰，体育俱乐部为志愿者每月提供 150 欧元的补贴，并且这些补贴费用不用被证明花在其工作范围内，志愿者也可向俱乐部申请更好的补偿费用，但需要经过税务部门的批准；德国奥体联从 2000 年起设立了"支持体育志愿服务奖"，用于表彰那些积极支持体育志愿服务工作的个人和机构。此外根据立法规定，志愿者的报销额度可以达到每年 500 欧元；而在比利时，体育志愿者相关费用的报销是无上限的。①

西欧地区各国对志愿行为的高度认同和重视与其文化传统一脉相承，当前已形成了规范系统的招募、培训和服务体系，而政府所采取的一系列措施也为体育志愿者提供了坚实的保障。老年人作为社会的弱势群体，需要得到人们的关注和支持，而老年人体育健康促进作为一项专业性强的实践活动更需要得到科学的指导与帮助，西欧国家成熟完备的体育志愿服务体系为老年人体育健康促进实践的有效开展注入了无限活力，也在一定程度上推动了老年人体育健康促进的健康可持续发展。

第三节　北欧地区老年人体育健康促进协同治理的经验举要

北欧地区斯堪的纳维亚半岛诸国由于特殊的地理位置和相似的民族文化通常被视为一个"共同体"，并因其建立的福利制度被国际社会广泛认可。北欧国家的人口密度相对较低，经济发展水平较高，挪威、丹麦、冰岛等国的人均国民生产总值遥居世界前列。然而，北欧各国面临着严重的社会人口老龄化的挑战，据 2016 年欧盟统计局数据显示，北欧五国目前总

---

① 范治蓬：《欧盟草根体育资金来源现状研究》，硕士学位论文，首都体育学院，2013年，第 32 页。

人口为 2660 万人，65 岁以上的老年人口为 502 万人，所占比重约为 18.9%，这一比重已接近联合国提出的"超老龄化社会"的标准，并且其人口老龄化的趋势仍在不断加重。与许多发达国家相似，人口生育率下降和预期寿命提高是导致老龄化社会加剧的主要因素，北欧各国在这一方面体现得更加明显。据 2018 年世界卫生组织发布的《2018 世界卫生统计报告》数据显示，挪威、冰岛、芬兰、瑞典和丹麦北欧五国的人均寿命已超过 79 岁，这个数字远远高于世界人均寿命 67 岁，而与此同时，北欧各国的人口生育率却维持在较低的水平上。北欧国家的经济基础、政治制度、居民文化传统与价值取向都非常相似，在老年人体育健康促进实践中也有着一些共性的经验，具体表现为以下三个方面。

一 高福利制度是老年人体育健康促进实践的坚实保障

北欧各国有着享誉全球的福利制度，通过构建物质生活"安全网"和"无风险社会"的理念，为全民提供"从摇篮到坟墓"的社会福利，该制度以高税收、高福利的特色被称为"北欧模式"。20 世纪 80 年代以来，北欧的福利国家制度受到了新自由主义者的强烈批判，政府调整了许多社会福利措施，但是北欧地区整体福利国家制度的基本框架犹存，以社会公平为主旨的社会福利思想仍然深入人心。在这些国家中，政府被认为是赡养老年人的唯一责任主体，家庭、社会组织对老年人群的关心和照顾只被视为"兴趣"或"爱好"，是为福利国家或社会福利服务机构做些小事，而不是履行责任。[①] 政府为老年人养老服务的所有公共支出买单，这些开支几乎都由纳税支撑，80%—85% 由地方税收承担，15% 左右由国家税收承担。这就使得老年人群体不必为衣食住行等日常开支及相关的医疗开支所担忧，能够得到体面生活的物质保证。

瑞典、芬兰、丹麦、挪威等北欧地区国家的福利制度不同于其他发达资本主义国家，他们强调社会平等，推崇福利权利，正如对社会民主传统有重大影响的提姆斯所言："大部分的福利权利都应该是没有条件性的，

---

① 谢泽宪：《多元化的北欧老年人服务》，《社会》2000 年第 7 期。

只有这样的福利分配才能避免使用者丧失自尊和耻辱感。"[1] 在这样的福利至上理念下，老年人体育健康促进获得了国家高额的财政补贴和支持，为实践的广泛开展提供了坚实的条件保障。例如，挪威规定"国家彩票机构"（Norsk Tipping）每年必须将64%以上的收入用于大众公共体育领域，包括体育场地设施的修建维护及社区体育俱乐部的运营管理，其他相关的财政补贴也均需向老年人等弱势群体倾斜。[2] 芬兰彩票公司（Oy Veikkaus）是芬兰国内唯一的国家彩票经营商，隶属于教育文化部，该公司所有的市场收益都由教育文化部、财政部门分配于体育、艺术等公共服务项目，在公共体育领域主要用于场馆的修缮和大众体育活动的开展。而在瑞典，全国的公共体育支出每年达到18.3亿欧元，平均每个居民的体育事业支出高达200欧元，且75%的公共体育资金直接补贴给各地区特殊体育联合会以及体育俱乐部，仅有5%的资金保留在国家中央部门。

老年人体育健康促进的开展不仅需要国家宏观层面的政策支持和经费保障，同时也受到老年人群个体层面经济收入等物质条件的影响。北欧地区的老年人普遍享受着高额的养老金和全额的医疗保险，有着充沛的时间和精力参与到体育健身活动之中，并且政府也为老年人体育健康促进提供了制度安排和大量优质的公共体育服务，这些高福利的制度保障为北欧地区老年人体育健康促进的实践奠定了坚实的基础。

二　跨领域合作是老年人体育健康促进实践的治理特色

面对北欧地区日趋严重的老龄化社会问题，各国政府都意识到老年人体育健康促进的重要性，并围绕体育与健康的主题制定了相应的战略。例如，2012年，芬兰社会事务和卫生部提出了《对社会福利和卫生健康的国家发展计划2012—2015》。该《计划》旨在减少在福利和健康上的不均衡，

---

[1] 彭华民：《西方社会福利理论前沿——论国家、社会、体制与政策》，中国社会出版社2009年版，第57页。

[2] Kolbjorn Raross, Jens Troelsen, "Sports Facilities for All? The Financing, Distribution and Use of Sports Facilities in Scandinavian Countries", *Sport in Society*, No. 4, 2010, pp. 634-656.

实现从疾病的治疗向有效防控的转变，其中对老年人身体活动提出了具体的要求。随后，芬兰又提出了《在行动——对身体活动促进健康和幸福2020》的国家战略，该战略强调身体活动在芬兰老龄化社会中的积极作用，倡导以身体活动的形式促进健康，成为预防和治疗相关疾病的重要手段，通过对不同年龄段人群的专业指导，将其作为生活方式的一部分，并将身体活动作为社会和医疗服务链的重要环节。① 在治理的过程中，芬兰各州政府采取了跨领域合作的形式，即通过体育、医疗、健康、交通、环境等不同部门的横向联系共同参与老年人体育健康促进治理，并逐渐发展为全社会横向联合结构，即政府相关部门横向联合、资助非政府体育组织进行地方体育治理。尽管政府部门积极参与芬兰老年人体育健康促进治理，但事实上大量的非政府体育组织及体育俱乐部才是芬兰老年人体育健康促进治理的具体实践者。芬兰体育联盟（FSF）作为芬兰国内最大的非政府体育组织，拥有包括老年人体育协会在内的130多个组织，该联盟不同于其他国家的非政府体育组织之处在于其主要功能是通过影响政府，为其下属的非政府体育组织争取利益。② 因此，芬兰体育治理结构呈现出一种全社会所有、跨领域合作的特征。

而在丹麦，由于特殊的历史原因，国家并没有设置专门的体育管理部门，主要通过立法部门对体育相关活动进行规制和监管。对于老年人体育健康促进的治理是在多部门的协作下实施的，丹麦中央政府负责向国家联合会（DIF）和相关老年人体育协会组织拨款，市政当局主要负责本地的体育设施建设，而老年人体育活动的开展则主要由体育组织承担。尽管在现实中各方不可避免地在资金投入、利益分配等方面存在着分歧，但在平等协商的理念和契约合作的约束下，各方主体还是能够彼此求同存异，在

---

① Ministry of Social Affairs and Health, On the Move—National Strategy for Physical Activity Promoting Health and Wellbeing 2020, http://www. sportscience. fi/featured - articles/articles/move national tratergy physical activity promoting health and wellbeing 2.

② 张琴、易剑东：《体育治理结构的域外经验与中国镜鉴》，《体育学刊》2017 年第5 期。

协商中达成共识。① 瑞典政府始终将体育作为一项自愿活动来组织，并坚持不直接参与体育活动的管理，在体育部门与瑞典体育联合会（Swedish Sports Confederation）合作出台相关政策之后，政府即退出了相关实践活动，由体育联合会与不同领域的组织合作完成治理，老年人体育健康促进也不例外。

三　体育生活化是老年人体育健康促进实践的活动特点

体育生活化是伴随现代文明进程产生的人们建立健康积极生活方式的一种社会现象，体育与生活的相融是建立在较高的物质文化生活水平上，需要人们有较多的闲暇时间积极主动地参与到体育活动中来，并且体育的元素也逐渐融入人们的生活之中。例如，自行车骑行的身体活动方式，相比其他发达资本主义国家，北欧地区的人们更愿意选择自行车的交通方式出行，并且骑行的人群数量并没有随着年龄的增加而出现下降的趋势，即使老年人也更愿意使用自行车作为代步工具。在大部分工业化国家，自行车是一种被边缘化的交通工具，很少被用于日常出行，仅偶尔作为休闲的方式使用并且骑行者多为年轻男性，老年人群中较为罕见。这一现象不仅与北欧地区人们传统的注重生活品质的理念相关，也与国家鼓励自行车出行并为之所施行的一系列措施有关。例如，丹麦于 20 世纪 70 年代起就建设了大量自行车专用道和路边自行车道，其中人口仅有 18.5 万人的丹麦城市欧登塞就建有超过 500km 的自行车道。在各个城市的自行车网络中有很多捷径连接不同街道或穿越街区，这些捷径使骑行者能以最直接的路线到达目的地，这一系列的设施构成了一个整合的自行车网络系统。通过这一系统，骑行者能够选择各类自行车道或经过静化处理且交通量较小的社区街道出行。在这样安全、便捷和舒适的环境下，北欧地区的老年人也更愿意选择自行车的交通方式出行，并通过日常生活中大量的骑行活动持续改善自身的心血管机能，从而起到了促进健康的效果。

---

① 史小强、戴健：《北欧大众体育治理透视：制度环境、核心理念与运行机制——兼论对我国群众体育治理改革的启示》，《天津体育学院学报》2016 年第 3 期。

对于北欧地区的人们而言，休闲是他们不可剥夺的基本权利，是生活中不可或缺的重要组成，人们将休闲作为"一种为了使自己沉浸在'整个创造过程中'的机会和能力"。① 而老年人在退休之后更是崇尚平凡简单的休闲方式，例如体育健身活动。据丹麦体育运动研究所报告，2011 年，62%的 60 岁及以上老年人能够经常参加体育锻炼，这一比例已接近成年人的平均水平（64%）。有意思的是，丹麦老年人并不喜欢专为他们设计的老年运动，而是希望参与中年人甚至青年人的运动，例如骑自行车、游泳、体操、力量训练和徒步旅行等；② 在芬兰有一万多个休闲体育俱乐部，全国有五分之一以上的国民是这些俱乐部的会员，这其中老年人占据了很大的比例。

北欧地区人们独特的生活方式和休闲理念使得该地区老年人体育健康促进实践呈现了鲜明的特色，老年人的日常生活与体育健身之间的界限不断模糊，在相互的交织融合下实现了强身健体、延年益寿的效果。

第四节　亚洲地区老年人体育健康促进协同治理的经验举要

亚洲是全球七大洲中面积最大、人口最多的州。由于人口密度大，经济发展起步较晚，因此相比西方发达地区的老龄化社会而言，亚洲地区呈现出"未富先老"的特征。据联合国预测，下一阶段的全球老龄化进程将由亚洲地区的快速老龄化驱动来临，并且世界上老龄化程度最高和老龄化速度最快的国家都在亚洲地区。日本是全球唯一老年人口比重超过 30%的国家，是老龄化程度最高的国家，预计到 2055 年，日本老年人口所占比例将达到 40.5%，即每 2.5 人中就有一个老年人。韩国是世界上老龄化速度最快的国家，1980 年 65 岁及以上人口仅有 3.8%，2015 年这个比重达到了

---

① ［德］约瑟夫·皮珀：《休闲：文化的基础》，刘森尧译，新星出版社 2005 年版，第 4 页。

② 华奥：《丹麦老人"乐运动"》，《老同志之友》2016 年第 7 期。

13.0%，预计 2050 年老年人口所占的比重将剧增至 35.9%。新加坡人口老龄化的问题同样突出，2010 年 60 岁及以上人口占总人口数量的 20%，预计到 2030 年，老年人口数量将增至近百万，届时每 5 个新加坡居民就有 1 人在 65 岁以上。我国身处亚洲地区，与许多周边国家有着相似的历史传统和文化传承，在社会发展的诸多领域都有着共性的地方，因此，对亚洲地区老年人体育健康促进的实践进行考察，可以为我国老年人体育健康促进的发展提供一定启示与借鉴。

一　重视对老年人体育健康促进的规划设计

日本历来重视老年人的健康问题，倡导通过体育活动促进老年人健康，并为此制定了一系列的对策与规划。1964 年，日本政府颁布了《关于增进国民健康和体质的对策》，大力开展"体质增进国民运动"。随着日本经济社会的发展和老龄化社会的严峻挑战，1978 年，日本厚生省提出了《增进国民健康对策》，该政策以老龄化社会为指向，以构建一个健康向上、充满活力的积极社会为目标，提出了"健康一生"的理念。1997 年，日本保健体育审议会在《关于保持和增进终身身心健康，今后健康教育及体育运动振兴的应有状态》报告中，对老年人身体活动和体育锻炼的应有状态提出了纲领性的指导方针，并指出老年人在 60—75 周岁期间具有较多自由支配的时间，能够享受更多活动性的生活方式，应当借此养成体育健康促进的习惯。此后，日本政府对老年人体育健康促进做了进一步具体的规划与指南，为实践活动的开展提供了方向引领与科学指导。① 如表 5-4 所示：

---

① 曹振波、陈佩杰、庄洁：《发达国家体育健康政策发展及对健康中国的启示》，《体育科学》2017 年第 5 期。《国民の健康の増進の総合的な推進を図るための基本的な方針》（英文版），http：//www. mhlw. go. jp/file/06 - Seisakujouhou - 10900000 - Kenkoukyoku/0000047330. pdf.

表 5-4 　　　　　　　　日本针对老年人体育健康促进的规划文本

时间	规划文本	老年人体育健康促进内容
1964 年	《关于增进国民健康和体质的对策》	倡导通过体育运动和娱乐活动来增强体质、促进健康，大力开展"体质增进国民运动"
1978 年	《增进国民健康对策》	以老龄化社会为指向，构建一个健康向上、充满活力的积极社会，并提出了"健康一生"的理念
1988 年	《活力 80 健康计划》	制定老年人"增进健康的运动需要量"；研制老年人身体活动指南；大力培养老年人运动健康指导者
2000 年	《健康日本 21》	倡导通过运动的方式，延长老年人健康寿命，提高生活品质；增加老年人参与体育活动的比例（目标值：男 58%、女 50%）；增加老年人日常生活步数（目标值：男 6700 步、女 5900 步）；促进老年人运动习惯的养成
2003 年	《健康增进法》	确立了《健康日本 21》的法定地位
2012 年	《体育基本计划》	进一步推进老年人体育活动的开展；建成能够满足老年人体育活动需要的场地设施，创设良好的运动环境
2012 年	《健康日本 21》（第二期）	增加老年人养成运动习惯的比例（目标值：男 58%、女 48%）；增加老年人日常生活步数（目标值：男 7000 步、女 6000 步）；通过城市运动环境的规划与建设，进一步促进老年人运动习惯的养成

　　新加坡政府同样高度重视对老年人体育健康促进的规划与设计，注重通过整合性的合作方式推动老年人体育健康促进实践。1976 年，新加坡体育理事会与教育部、康乐署等 15 个部门联合制定实施了《体育设施蓝图计划》，规定 20 万人左右的居民区必须拥有一个多功能体育中心，使得老年人能够就近参与体育活动。2001 年，由新加坡体育委员会和文化、社会与青年发展部联合研制的《2030 愿景》明确提出了"运动没有界限，任何人都可以参与运动项目、使用运动空间，通过运动来形成健康生活"的理念，"银色时代"作为该规划的重要组成部分，倡导通过体育运动让老年人动起来，建立积极、健康的生活方式以提高老年人生活质量和健康水平。① 韩国文化体育

---

① Singapore Sports Council, *Vision 2030: Live Better Through Sports*, Singapore Sports Council, 2012.

观光部于 2005 年制定了《老年人体育活动事业支援计划方案》，其目的在于进一步强化老年人的体育活动，进而起到充实休闲生活、促进个体健康的效果，并为此提出了一系列保障措施，例如，培养专门的老年人体育指导员，提供固定的经费投入，定期召开老年人体育运动会等。这些国家对老年人体育健康促进的系统性规划为老年人体育健康促进提供了顶层设计，并有效地推动了实践活动的开展。

二 注重东方儒家文化伦理道德的价值引领

我国的儒家文化博大精深，内涵丰富，包含了对国家、社会、家庭及个人的基本看法和要求，儒家学说的发展源远流长，不仅在我国的历史进程中占有重要地位，同时也对周边国家的社会进程产生了深刻的影响。新加坡作为一个欧亚文化和亚洲族群共同交融存在的城市国家，自 1965 年独立之后一直致力于从东方传统儒家文化中挖掘道德资源以构筑一种价值观上的认同，并将儒家"忠孝仁爱礼义廉耻"的核心思想确立为社会的"共同价值观"，形成了五个维度的"国家至上，社会为先；家庭为根，社会为本；社会关怀，尊重个人；协商共识，避免冲突；种族和谐，宗教宽容"的社会共同价值观。① 在这样的价值观念的影响下，新加坡当地社会将 60 岁以上的老年人称为"乐龄"人士，以"乐"代"老"，显示出对老年人的尊重及希望老年人晚年生活祥和安乐。新加坡政府对"乐龄人士"高度重视，积极出台了一系列政策，并动员各方力量逐步形成了政府、社会、家庭与个人一体化的健康促进体系，被认为是西方市场经济制度和东方家庭价值观成功结合的典范。"乐龄教育"是具有新加坡特色的老龄化应对形式，通过"活跃乐龄"理念的推广，使"乐龄人士"通过不断学习提高老年人生活素质，学习的内容包括"促进身体健康"（enhancing physical well-being）在内的四个主题和"体能"（physical）等

---

① 龚群：《新加坡公民道德教育研究》，首都师范大学出版社 2007 年版，第 59 页。

六个维度。① 在日本，儒家的孝道所包含的"善事父母"的意义被社会公认为公民道德的基本规范，"孝"的观念成为人们追求和向往的价值取向，并深深地植根于日本社会的深层。在这样的社会氛围下，老年人体育健康促进的实践同样也渗透进了儒家文化的人文关怀与道德支持，日本的政府、社会和家庭都非常重视老年人的生存发展，中央政府专门设立了"长寿社会开发中心"，各都道府县设立了"建设充满活力的长寿社会推进机构"，以此为老年人提供相应的服务，推动长寿社会的构建。

日本、新加坡等亚洲地区的国家注重东方儒家文化伦理道德的价值引领，并通过真切的体悟和践行，在全社会形成了一种良好的"尊老、爱老、敬老、孝老"文化，以此达到规范公民行为、增进共同利益、满足民众需要、协调社会关系和维护社会秩序的目的。这些在社会道德层面的导引和规范，对于老年人体育健康促进的价值取向和实践中各方主体的行为调适起到了积极的作用。老年人作为弱势的群体本身需要得到社会的支持、关怀和帮助，而政府在对体育健康促进的实践进行治理时，也需要通过道德层面的治理解决实践过程中的各种矛盾与冲突，促进社会整体道德的向善性，最终达成"善治"的目标。

三 鼓励社会性资源和市场资本的积极参与

当前，调动社会性资源、激发市场资本的力量参与到老年人体育健康促进是普遍的发展趋势，多方主体的介入能够为实践注入活力，推动老年人体育健康促进的可持续发展。在新加坡，由体育委员会（SSC）和文化、社会与青年发展部（MCCY）共同制定的《2030 愿景》中明确提出，鼓励社会机构积极参与到包括老年人体育健康促进在内的大众体育发展计划中来，建立社区与体育协会、社团组织的合作关系，培育充满活力的新型运动社区。此外，加强与市场资本的广泛合作，并联合打造现代化的运动场地设施和复合式综合体育园区项目。针对老年人这一特殊群体，新加坡政府制定了一系列

---

① Council for Third Age，Active Ageing，http：//www.c3a.org.sg/page/active-ageing.html，2011.

鼓励和保障老年人参与体育健康促进的政策措施，例如"老年人游泳健身会员计划"（"Swim FIT 55+ Membership Scheme"），该计划面向 55 岁以上的新加坡居民，符合条件的老年人只需要在相应的游泳场馆进行信息登记后，就可以极低的年费在这些场馆进行游泳健身活动；在"老年人家庭特许与免费运动时段计划"（"Senior Citizens Family Concession and Free Slots Scheme"）中，老年人可以向指定的体育场馆提出申请，在非高峰运动时段可免费使用这些社会性资源进行体育健身活动。①

而在日本，为了对社会各层进行老龄意识改革，推动长寿社会的构建，政府在中央设立了"长寿社会开发中心"，在都道府县设立了"建设充满活力的长寿社会推进机构"，鼓励社会组织、志愿者团体等民间力量和市场资本投入资源，协助推进老年人体育健康促进实践的开展，并采取了一系列行之有效的措施。例如，由都道府县体育协会和社区综合体育俱乐部合作开展的"新老人"健康讲座，该活动通过对 60 周岁以上的老年人开设健康讲座，旨在唤起老年人对体育健康促进的兴趣，形成积极参与体育锻炼的健康生活方式，基于老年人的实际需求，讲座从理论和实践两个层面展开，力图在理论上使老年人能够掌握一定的健康知识，增强身体活动参与意识，在实践中提升老年人的运动能力。针对老年人特殊的身体机能状况，体育推进委员会还联合体育社团、协会和综合体育俱乐部开发设计了适合老年人参与的"时尚体育项目"，例如"吹箭""小鸟高尔夫"等运动强度相对较低、运动乐趣更多的运动方式，② 激发老年人群的运动参与兴趣和促进身体活动的体验感，从而推进老年人体育健康促进的普及发展。此外，日本政府还积极吸引市场资本投资兴建、运营休闲运动场馆设施，提升体育场馆设施的服务质量与效率，努力为老年人营造体育健康促进的良好环境氛围。

从以上这些实践举措看，通过鼓励社会性资源和市场资本的积极参与，强化了政府与社会、市场力量的整合性合作关系，为老年人参与体育

---

① *National Sports Participation Survey*, Singapore Sports Council, 2013.

② 李捷、王凯珍：《日本老年人体育活动现状研究》，《体育文化导刊》2014 年第 8 期。

健康促进活动提供了便利和更加多元、丰富的服务，并极大地缓解了政府在资金投入和运营管理等方面的压力，从而有效推进了老年人体育健康促进的可持续发展。

第五节　启示与借鉴

一　立足我国社会的现实国情，循序渐进地推进国家法治建设

域外发达国家在老年人体育健康促进的实践中，注重以系统、完善的法规体系作为发展的根本保障，并根据时代的变迁和经济社会发展的需要适时进行调整和修订，使得老年人体育健康促进的实践活动有法可依、有律可循，推动了本国老年人体育健康促进的可持续发展。这些发达国家的相关法案都是基于人口老龄化的社会背景而出台或修订，以提高老年人的体育参与、促进健康为目标，其中的条款内容都是围绕这一目标而订立，这就有效地回应了老龄化社会的需求，同时明确了政府在老年人体育健康促进中的责任和义务。我国的老龄化社会后发于域外的发达国家，可适当借鉴这些国家立法保障的重要经验举措，然而，这些发达资本主义国家的法治建设有其独特的经济、政治、文化和历史背景，并且任何法案的出台都需要经历反复的推敲和论证，以保证法律意图在实施过程中达到预期的效果。因此，我国应立足于当前社会的现实国情，正视老龄人口基数巨大，地区经济社会和体育事业发展不平衡，法治建设还存在许多不适应、不符合的问题，合理借鉴国外老龄化应对的先进经验，循序渐进地推进国家法治建设。一方面要加强立法，从法律的角度保障老年人参与体育健康促进的权利，明确实践过程中的各方主体及其职责划分，并逐步从法治层面对老年人体育健康促进的不同主体的行为进行规范和约束；另一方面，梳理现有的相关法律法规，根据现实需要进行废止、调整和修订，形成系统配套的、突出中国特色的法律法规体系，从而更好地为我国老年人体育健康促进提供保障。

二　加强健康老龄的顶层设计，完善体育健康促进的政策规划

根据系统论的基本原理，所谓"顶层设计"就是把要做的事情看作一

项系统工程，把事物的整体性和可操作性有机结合起来，进行统筹思考和整体规划。[①]老年人健康问题作为涉及面广的领域，是一个系统性工程，必须联合社会保障、医疗卫生、体育等不同领域同步谋划和统筹协调，使得具体的实践能够做到上下衔接、协同联动。当前，在"健康中国"的国家战略背景下，国家体育总局等12个部委已共同发布了《关于进一步加强新形势下老年人体育工作的意见》，对于新时期体育应对人口老龄化过程中的工作提出了总体意见，但该政策还只是宏观层面的指导性纲领，并没有具体的细化内容，缺乏实践的可操作性。反观域外发达国家则非常重视老年人体育健康促进的综合性规划，例如，美国发布的《国家蓝图：促进中老年人身体活动计划》从公共政策、学术研究、公共卫生、社区家庭、宣传营销和综合领域等六个不同的层面提出了具体的可操作性对策和措施，这就为美国老年人体育健康促进提供了方向指引与实施路径，推动了实践的健康有序发展。规划设计作为规范社会运行的有效手段，其重要性显而易见。因此，我国应首先在国家层面对体育系统应对人口老龄化进行全面系统的政策引领，架构行动重点、落实举措以及具体行动计划，同时，地方根据自身的实际研究制定体育健康促进的地方行动规划、专项行动规划，从而形成层级分明的体育应对人口老龄化、发展老年人体育健康促进的行动纲领，为实践的发展提供指引。

三　构筑多元主体的治理结构，推动与实践相适应的治理改革

西方社会在治理老年人体育健康促进事务的过程中，将政府从原先统领政策制定、执行及反馈的全能型政府转变为只负责宏观战略规划与战略目标确定的规划型政府，并将步骤设计、组织实施以及绩效监督等都从政府职能中剥离出去，交给社区、体育协会（组织）、市场企业等多元的治理主体，从而在权力下放的过程中形成了政社互动式合作的"伙伴关系"，有效地推动了实践的发展。而在我国随着经济社会的发展，社会事务的处

[①] N. Luhmann, *Introduction to Systems Theory*, Cambridge and Maiden: Polity Press, 2013, p. 131.

理方式也逐渐由"政府管理"走向"社会治理"，老年人体育健康促进作为一项社会公共事业，同样需要推动与实践相适应的治理改革。当前我国的老年人体育健康促进已逐渐呈现利益主体多元化的发展特征，各方主体存在着利益上的契合，理当顺应实践发展的需求，大力培育社会组织的发展，着眼于多元主体参与老年人体育健康促进的机会和发挥其主体地位的认可与支持，使得各方利益主体能够共同参与老年人体育健康促进实践的治理，并通过合理的利益表达和行为实现自身的利益诉求，而政府也能在保持自身权威和主导地位的同时，获得更多的合法性支持，为老年人提供更多的资源。

四　重视公共体育的服务供给，回应民众日益增长的现实需求

在老龄化社会背景的影响下，老年人日益增长的多元化、多层次体育需求与体育有效供给不足的矛盾在全球各国都不同程度地存在。对此，域外发达国家采取的是国家首先通过立法明确各个部门在公共体育服务中的职责，然后在制定发布公共体育服务的政策后，相关部门发挥各自不同的作用，协同完成公共体育服务的供给，同时，社区、体育协会、志愿者团体等非政府组织和市场主体广泛参与其中，配合提供公共体育服务。由此形成了"政府主导、多部门协同、全社会广泛参与"的公共体育服务供给模式。因此，我国的公共体育服务供给不应该只是体育部门的责任，应合理借鉴域外发达国家的先进经验，形成跨界整合的治理思维。当前，我国老年人体育健身的热情日益高涨，对于公共体育服务的需求不断增长、日渐多元，但是公共体育的服务供给主要还是依赖于政府，社会资源和市场资本的投入还明显不足。因此，为有效回应民众日益增长的现实需求，需要加大对老年人公共体育服务的供给力度。政府应从政策上进一步鼓励社会组织、企业和个人资助公共体育服务体系的建设，统筹各方力量广泛参与到公共体育服务的供给之中，形成多元化、多层次的网络式供给结构，为老年人参与体育健康促进创设良好的支撑环境。

五 弘扬中华民族的传统美德，推进社会行为规范的道德治理

日本、新加坡等亚洲国家在老年人体育健康促进的实践中注重东方儒家文化伦理道德的价值引领，并将非制度化的伦理道德渗透到制度化的公共政策中去，通过社会道德层面的引导和规范，有效强化了社会核心价值体系的具体导向和约束，对于老年人体育健康促进的价值取向和实践中各方主体的行为调适起到了积极的作用。我国自古崇尚礼治主义，强调"礼法并用""德主刑辅"的治国模式，习近平总书记也提出"中国优秀传统文化的丰富哲学思想、人文精神、教化思想、道德理念等可以为人们认识和改造世界提供有益启迪，可以为治国理政提供有益启示"[①]。在我国的老年人体育健康促进实践中，一方面，老年人作为社会的弱势群体，需要得到全社会的广泛支持与帮扶，通过弘扬中华民族传统的"仁爱孝悌"美德，形成"尊老、敬老、爱老、助老"的社会氛围，满足老年人群正当的健康诉求，为老年人创造体育健康促进的良好环境；另一方面，面对实践中各方主体的利益矛盾与冲突，通过运用意识形态和价值理念的引导力量以及伦理道德的教化力量，克服老年人体育健康促进中的各种道德问题，推进社会行为规范的道德治理，为老年人体育健康促进的有序、健康发展创造和谐的生态环境。

六 构建科学合理的激励机制，充分发挥志愿服务的价值功能

西方国家的志愿服务体系在老年人体育健康促进中发挥了十分重要的作用，对于民众而言，不仅唤醒了不同群体的自身意识，也帮助他们在社会中发出了自己的声音，表达了自身的诉求；对于整个国家而言，志愿服务补充了政府管理和市场调控以外的社会服务，还为国家节省了大量的人力、物力和财力。人们参与志愿活动受诸多因素影响，如国家的政治、文化环境，个体的经济状况、受教育程度等，除此之外，各种形式的激励也

---

① 习近平：《在纪念孔子诞辰 2565 周年国际学术研讨会暨国际儒学联合会第五届会员大会开幕式上的讲话》，《人民日报》2014 年 9 月 25 日第 2 版。

会对人们参与志愿者活动产生重要的影响。当前，我国的志愿服务事业还存在着种种问题和困难，但老龄化社会背景下构建全民共建共享的社会格局，充分发挥志愿服务的价值功能，对于我国老年人体育健康促进的优化发展无疑具有重大而深远的意义。因此，鉴于域外发达国家的相关经验，应加快志愿服务的法治建设，规范志愿服务活动，为志愿者组织和志愿者的合法权益提供保障。通过构建科学合理的志愿服务激励机制，从物质和精神层面给予志愿者一定的回报和鼓励，引导广大民众积极投身于志愿服务之中。针对老年人活动的空间特点，应进一步加大对社区体育志愿者的培养力度，并注重学生志愿精神的塑造，倡导青少年学生为老年人提供力所能及的志愿服务，鼓励有体育特长的公民参与到老年人体育健身指导中。

七　注重体育健身的科学指导，打造科学健身服务的支撑体系

老年人作为一个特殊群体，身体的各项机能和素质处于全面衰退阶段，导致其适应能力下降，加之多数老年人患有各种慢性疾病，这就使得老年人参与体育健康促进活动必然存在着不同程度的运动风险，需要为其提供科学的指导和严密的监控。从域外发达国家的相关实践行动来看，普遍重视对老年人体育健康促进的科学指导，通过"老年人身体活动指南"的制定为老年人提供系统性、全方位的指导服务。而我国在 1995 年颁布的《全民健身计划纲要》中就已提出"加强对老年人体育健身活动的科学指导"，但时至今日仍然没有出台有针对性的老年人身体活动行为指南。面对日益严峻的老龄化社会形势和日益增长的老年人体育健康促进需求，应当借鉴国外的先进经验，利用科学化的手段为老年人提供体育健身保障，在保证安全性的前提下，最大限度地发挥体育活动促进老年人身心健康的效果。为此，首先，需要在老年人群中进行必要的医学检查和运动能力评估。通过筛查与评估，有效把握老年人身体机能状况、病史情况和体育活动能力，并根据评估结果建立老年人身体活动档案，将老年人的运动风险程度进行类分。其次，根据不同老年人群特点差异化地制定老年人体育健康促进运动方案。针对老年人的个体特征，设计合适的健身活动方案，在

运动项目、运动时间、运动频次等方面进行详细的规划，以确保老年人健身的有效性。最后，加强老年人体育健身过程中的监控与指导。以此打造老年人体育健身服务的科学支撑体系，从而确保老年人体育健康促进实践的安全性和有效性。

第六章 中国老年人体育健康促进协同治理的实践构想

在我国经济社会转型发展的背景下，在人口老龄化与"健康中国"国家战略的推动下，我国的老年人体育健康促进必将发生深刻的变化，更加重视人民群众的实际需求，更加规范实践运行和主体行为，更加注重多元主体的利益诉求等将成为我国老年人体育健康促进的基本走向。顺应新时代的要求，对我国老年人体育健康促进的实践进行优化发展成为了关键性问题，也是本研究的最终落脚点。因此，本章在前文理论研究和域外国家经验研究的基础上，提出我国老年人体育健康促进协同治理的理念定位，构建协同治理的逻辑框架和运行机制，为我国老年人体育健康促进协同治理提供切合实际的发展路径。

第一节 中国老年人体育健康促进协同治理的逻辑架构

前文所述，在我国老年人体育健康促进的运行实践中，事实存在着不同类型的利益相关者，这些多元的利益主体有着各自不同的利益诉求及实现的方式。在此背景下，若要协调这些多元主体的行动，以优化发展我国的老年人体育健康促进实践，促进其健康可持续发展，不仅需要政府通过政策的支持、服务的保障、环境的营造等方式，充分发挥政府的主导作用，还涉及老年人体育健康促进中其他利益相关者的不断发展壮大和治理能力的不断提升，并通过政府职能的转变，让渡社会组织和市场以权力，以发挥这些主体之功效。

老年人体育健康促进协同治理是运用协同学的基本思想和方法，通过多元主体间的协同规律对老年人体育健康促进进行协同治理的一种治理范式，其目的在于实现老年人体育健康促进治理中多元主体间的协同效应，以取得"1+1>2"的治理效果。这样治理效果的形成，首先，需要在政府主导下，社会组织、市场等不同类型的利益相关者密切联系，通过主体间的沟通协作形成一个有机整体，并根据不同主体的特点，系统地整合配置老年人体育健康促进资源，进而实现资源利用的一体化和协同治理的一体化。其次，在治理的过程中，各子系统（治理主体）由于协同作用创造出序参量，序参量又反过来支配各个子系统的协同演化，[①] 在如此的不断循环过程中，整个老年人体育健康促进的协同治理系统自发地组织起来，并引导老年人体育健康促进治理主体由独立无序状态向协同有序状态发生转变。最终，还需要有相应的评价体系来对协同治理的效果进行评估，以确保老年人体育健康促进协同治理目标的实现。

在这样的运作逻辑下，本书从理念定位、机制构建和实践路径三个层面架构我国老年人体育健康促进的协同治理体系，即"理念先行打基础，机制构建作保障，畅通路径保实施"（如图6-1所示）。

首先，我国老年人体育健康促进的协同治理需要有相应的理念作为支撑，它体现为以人为本、可持续发展和共建共治共享的理念定位。老年人体育健康促进实践活动本身就是以老年人的健康为中心，实现全民健身与全民健康的深度融合，这意味着老年人体育健康促进的协同治理必然要遵循以人为本的理念，促进老年人的健康发展。整个治理的过程是一个漫长的阶段，需要统筹整合各方资源，并在协调、保障老年人体育健康促进各方主体利益诉求的基础上，促进该实践活动有序、健康发展，这就要秉承可持续发展的理念，统筹体育系统与其他系统的关系，统筹短期目标与中长期战略的联

---

① ［德］赫尔曼·哈肯：《协同学——大自然构成的奥秘》，凌复华译，译文出版社2001年版，第7页。

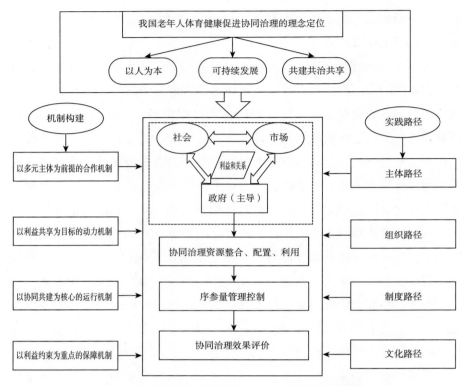

图6-1 我国老年人体育健康促进协同治理的体系框架

系，推动相应的体制、机制创新与优化。同时，由于我国的老年人体育健康促进实践中已经形成不同类型的多个利益相关者，这就使得在利益共享的目标下，多元主体参与协同治理成为必然，党的十九大报告中提出的"共建共治共享"的社会治理理念为老年人体育健康促进的治理提供了明确指向和理论指导，具有鲜明的现实针对性和实践指导性。

其次，"协同治理在怎样的条件下如何运行才能取得最优效果"是协同治理的核心议题，而解决这一问题的关键在于揭示"黑箱"，剖析协同治理的内部结构，即构建协同治理的机制模型。当前，无论是"前期——过程——结果"的线性描述框架，① 还是"评估——协商——承诺——执

---

① Donna J. Wood, Barbara Gray, "Toward a Comprehensive Theory of Collaboration", *Journal of Applied Behavioral Science*, Vol. 27, No. 2, 1991, pp. 139-162.

行"的循环解释框架，① 都不足以全面地清晰说明协同治理的运作逻辑。本书借鉴艾默生及其合作者构建的协调机制的嵌套模型（系统环境——驱动程序——协同动态机制——行动——结果），通过以多元主体为前提的合作机制、以利益共享为目标的动力机制、以协作构建为核心的运行机制和以利益约束为重点的保障机制来解释我国老年人体育健康促进协同治理的非线性的动态运行方式。

最后，协同治理机制的设计需要落实到具体的行动中。协同治理"1+1>2"的治理效果并非那么容易实现，赫克汉姆（Huxham）指出，与协同优势相伴而生的是协同惰性，其表现为协同行为产出不明显、效率低下或成功中伴随着阵痛。② 因此，我国老年人体育健康促进的协同治理必须考虑到我国现实情境下的适用性问题，综合系统环境和协同过程中的关键因素，不断完善老年人体育健康促进协同治理的机制设计，并从主体、组织、制度和文化等路径做出行之有效的、符合我国国情的实践选择。

第二节　中国老年人体育健康促进协同治理的理念定位

理念定位是我国老年人体育健康促进协同治理的前提和基础，它是对治理目标、治理机制及实践路径等方面的基本看法和判断准则。理念定位蕴含在既定的社会架构及制度之内，其基本功能是指引我国老年人体育健康促进协同治理的实践，这样的指引表现为价值指引和行动指引，也是老年人体育健康促进协同治理的价值功能和实践功能。前者的载体是老年人体育健康促进协同治理的目的理念，其指向是指老年人体育健康促进协同治理是一种有目的的行为，蕴含着优化老年人体育健康促进发展的价值追求；后者的载体是各种关于老年人体育健康促进协同治理的方式理念，指

---

① Peter Smith Ring, Andrew H. Van de Ven, "Developmental Processes of Cooperative Inter-organizational Relationships", *The Academy of Management Review*, Vol. 19, No. 1, 1994, pp. 90–118.

② Chris Huxham, Siv Vangen, *Managing to Collaborate: The Theory and Practice of Collaborative Advantage*, New York: Routledge, 2005, p. 53.

向于老年人体育健康促进协同治理的各个操作层面，包含治理的主体及具体组织和运行过程中的价值取向，两者共同组成了老年人体育健康促进协同治理的一整套观念体系。

一 "以人民为中心"理念：老龄社会背景与健康中国战略的主动担当

党的十九大报告强调"必须坚持以人民为中心的发展思想，不断促进人的全面发展、全体人民共同富裕"[①]。这一论述是对"以人为本"理念的具体升华，而习近平总书记对此阐述的"以人民为中心就是要做到发展为了人民、发展依靠人民、发展成果由人民共享"[②]，深刻表明了我国老年人体育健康促进的内涵架构，即该实践活动的价值取向是"发展为了人民"，实现路径是"发展依靠人民"，根本目的是"发展成果由人民共享"。

首先，"发展为了人民"，就是把增进人民福祉、提高人民生活水平和质量、促进人的全面发展作为根本出发点和落脚点，就是把实现好、维护好、发展好最广大人民根本利益作为发展的根本目的。当前我国即将步入深度老龄化社会，老年人占总人口数的比重不断扩大，作为我国广大人民的重要组成部分，该群体最大的利益诉求就是健康的塑造。而我国老年人体育健康促进的基本价值取向是通过科学的体育锻炼，促进老年人身心健康，从而起到防治慢性疾病、减少医疗开支的效果。这一取向紧紧围绕着老年人这一主体，因此，老年人体育健康促进的资源供给、制度保障以及服务体系均应围绕老年人的实际需求而进行布局和发展，践行"发展为了人民"的价值取向。

其次，"发展依靠人民"，就是把人民作为发展的力量源泉，充分尊重人民的主体地位，充分尊重人民所表达的意愿、所拥有的权利及所发挥的作用。老年人作为社会的弱势群体更加需要得到社会的尊重和支持，老年

---

① 习近平：《决胜全面建成小康社会 夺取新时代中国特色社会主义伟大胜利——在中国共产党第十九次全国代表大会上的报告》，人民出版社 2017 年版，第 19 页。

② 《习近平在省部级主要领导干部学习贯彻党的十八届五中全会精神专题研讨班上的讲话》，《人民日报》2016 年 5 月 10 日第 2 版。

人体育健康促进中的其他利益相关者应当充分尊重老年人的体育权和健康权，重视体育健康促进对老年人生存、生活的重要效用。而政府作为我国老年人体育健康促进的责任型利益相关者，不仅需要充分发挥自身的主导作用，为老年人创设支撑环境，更需要动员发挥其他的利益相关者，依靠最广大群体的力量为老年人体育健康促进谋发展，实现老年人体育健康促进的协同治理，施行"发展依靠人民"的实现路径。

最后，"发展成果由人民共享"，就是要使发展的成果惠及全体人民。体育发展的核心不在于物，而在于人；不在于精英，而在于大众。长期以来，我国的体育工作倾斜于"精英体育"，服务于"国家需要"，而对群众体育，特别是老年人体育的重视不够，这是在特殊历史时期的必然选择。曾经在实践层面出现的体育发展不均衡的现象更应让我们清醒地认识到当前改革的现实瓶颈。新时代，体育的改革与发展应当随着时代的变迁和社会实践的发展转变价值观念，重构发展理念，充分发挥体育强身健体、提升健康水平和改善生活质量的作用，融入新时代的社会进程，为人的全面发展而服务。在健康中国建设的国家战略下，在人口老龄化社会的挑战面前，坚持"以人民为中心"的发展理念，就是要坚持以人的健康、幸福为中心，以提高人民健康水平为核心，将促进老年人的全面发展、使社会发展成果惠及老年人群作为老年人体育工作的出发点和落脚点，重视老年人群的体育活动需求，搭建老年人群的体育活动平台，充分发挥体育的独特优势，促进老年人身心健康，不断提升其健康水平、体育获得感和幸福感，实现"发展成果由人民共享"的根本目的。

二　"可持续发展"理念：资源永续利用与应对健康挑战的有机结合

2015 年，联合国可持续发展峰会通过了一份由 193 个会员国共同达成的成果文件，即《2030 可持续发展议程》。这项包括 17 个可持续发展目标和 169 项具体目标的纲领性文件，首次将体育作为可持续发展的方式，在第 37 段明确指出："体育也是可持续发展的一个重要推动力。我们确认，体育对实现发展与和平的贡献越来越大，因为体育促进容忍和尊重，增强妇女和青年、个人和社区的权能，有助于实现健康、教育和社会包容方面的目标。"① 我国高度重视《2030 可持续发展议程》所倡导的各项主张，并于 2017 年发布了《中国落实 2030 年可持续发展议程进展报告》，在报告中指出："以'共建共享'的基本路径和'全民健康'的根本目标，立足从全人群和全生命周期两个着力点，解决健康公平和可持续发展问题，实现与 2030 年可持续发展议程的有机结合。"②

人口老龄化将成为人类社会的常态，它所带来的挑战更多地源于老化的人口年龄结构与现有社会经济体制之间的不协调所产生的矛盾，这使得有效的社会治理成为必须。仅仅调节针对老年人的政策或某一部门的政策都不足以全面系统地应对老龄化社会，而应当以可持续发展的理念来重构当前的公共政策体系。体育作为"老龄化社会构建国民健康基础、缓解医疗支出压力的重要调节器"，老年人体育健康促进的协同治理同样应当秉承可持续发展的理念，统筹体育系统与其他系统的关系，统筹短期目标与中长期战略的联系，推动相应的体制、机制创新与优化。

在老龄化社会的背景下，应对老年人健康问题的挑战是一个漫长的进程，老年人体育健康促进的实践也是一个长期的发展过程，因此，必须以"可持续发展"的理念为支撑，通过动员各方的力量，使得多元主体共同参与行动，为老年人体育健康促进提供多元化的供给。通过实现多种机制的耦合，广开渠道、吸纳资源，实现资源的优化配置和有效利用，将有限的人力、物力和财力资源最大化地利用，才能保证老年人体育健康促进协同治理的持续开展，才能更好地应对老龄化社会的各种问题和挑战。

三 "共建共治共享"理念：多元主体参与和利益共享目标的协同推动

党的十九大报告提出要"打造共建共治共享的社会治理格局"③，这既

---

① U. N. , *Transforming Our World*：*The* 2030 *Agenda for Sustainable Development*，A/RES /70 /1，2015.

② 中华人民共和国外交部：《中国落实 2030 年可持续发展议程进展报告》，2017 年 8 月，第 11 页。

③ 习近平：《决胜全面建成小康社会　夺取新时代中国特色社会主义伟大胜利——在中国共产党第十九次全国代表大会上的报告》，人民出版社 2017 年版，第 49 页。

是对当前社会治理已有经验的总结，也是对新时代社会治理做出的崭新谋划。"共建共治共享"的理念包含了三重含义："共建"是事业上的共同建设，是治理的基本要求；"共治"是行动上的共同治理，是治理的主要方式；"共享"是成果的共同享有，是治理的目标指向。作为我国社会治理的组成部分，老年人体育健康促进的协同治理也理当在"共建共治共享"的理念下展开。

首先，"共建"既是为了满足人民对美好生活的需要，也是出于转变经济发展方式，适应现代社会事务复杂性的多重考虑。随着我国社会老龄化程度的不断加深，传统的单纯依赖国家和政府的建设已远远不能满足老年人群日益增长的体育健康促进需求，这就要求我国老年人体育健康促进的治理必须寻求合作共建之策。历史和实践证明，主体是推动社会治理的关键性要素，对于老年人体育健康促进治理而言，如果只有单一主体或单一中心，就谈不上共建的过程，也无法达到共建的结果。事实上，以政府为代表的责任型利益相关者、以社会组织为代表的伙伴型利益相关者、以老年人及其家庭为代表的权益型利益相关者和以市场企业为代表的商业型利益相关者都因其关注公共利益的公共性和倡导价值共享的内在需求，内在地决定了它们都是老年人体育健康促进治理过程中不可或缺的重要参与主体。

其次，"共治"是各方主体通过沟通、协商、调和、合作的方式，而不是简单的硬碰硬的办法来共同参与公共事务治理，妥善解决矛盾纷争，进而达致一致性意见、采取一致性行动。激发和引导多元主体共同参与社会事务治理，既是现代社会治理的内在要求，也是提升社会治理能力水平的必然途径。[1] 我国老年人体育健康促进的治理之所以需要共治，是因为当前的实践过程中已然事实形成多方的利益主体，这些主体都有着各自不同的利益诉求，也正是由此产生了不同程度的利益冲突与矛盾。因此，行动上的共同治理成为必然的治理方式。在现代社会中，治理社会通常采用

---

① 夏锦文：《共建共治共享的社会治理格局：理论构建与实践探索》，《江苏社会科学》2018 年第 3 期。

的基本机制包括公共权力的自上而下机制、市场经济的权力机会规则意义上的自主平等交换机制、社会自主协商的自治机制以及服务特定公益和慈善目的的志愿者服务机制。① 老年人体育健康促进的治理正是要将这些治理机制加以协同，共同治理促进实践的有序、健康发展。当然，倡导和推进"共治"并不意味着减轻政府对老年人体育健康促进的责任，更不是为政府"甩包袱"找理由，而是在政府的主导下，倡导社会组织、市场和公众等在内的多元主体共同参与社会治理，进而激发一切有利于老年人体育健康促进治理的积极因素。

最后，"共享"即所有社会成员共同享有社会治理成果，社会治理的根本目的在于增进全体人民的福祉，让所有参与者都有机会参与治理、分享治理成果，这既是社会治理共享理念的本质内涵，也是中国特色社会主义的社会治理的显著特点。正如十九大报告中所指出的，"坚持人人尽责、人人享有，不断满足人民日益增长的美好生活需要，不断促进社会公平正义，形成有效的社会治理、良好的社会秩序，使人民获得感、幸福感、安全感更加充实、更有保障、更可持续"②。在我国老年人体育健康促进的治理中，"共享"并不仅仅指的是物质成果的共享，还包含公共利益和公共精神的共享。如果社会治理仅仅在于构建了一些看得见摸得着的物质硬件，而忽略了公共利益最大化，不能恪守公共精神，则无法构建社会有机体，最终也会使物质化的硬件成果难以共享。诚然，老年人体育健康促进中的各方利益主体都有着各自的利益诉求，但无论什么样的诉求都应当是以不损害公众利益、忽视公共精神为前提。只有树立价值共享的理念，抓住参与老年人体育健康促进治理而赢得的发展机遇，各个利益相关者在发展的过程中才能形成共同进步、相互增强的共生关系，并最终实现成果的共享。

---

① 王浦劬：《国家治理、政府治理和社会治理的含义及其相互关系》，《国家行政学院学报》2014 年第 3 期。

② 习近平：《决胜全面建成小康社会　夺取新时代中国特色社会主义伟大胜利——在中国共产党第十九次全国代表大会上的报告》，人民出版社 2017 年版，第 45 页。

第三节　中国老年人体育健康促进协同治理的机制构建

"机制"一词源于希腊文，原指机器的构造和工作原理，可引申为生物学机制和社会学机制。社会学领域对机制没有统一的定义，但社会学机制是具备定律性质的理论概念，[①] 其中社会学机制是按照人们的主观意愿来设置或建立的机制，其构成主体之间的相互联系可看作是机制的静态关系结构，各主体之间的相互作用可看作是机制的动态表现形式。这种相互联系和相互作用具有稳定性和规律性，并会产生相应的功能作用，机制的功能作用一般情况下应当大于或优于不同主体（各个部分）功能作用的简单相加之和。由于这种逻辑关系在机制运作过程中会循环往复地出现，体现出一定的规律性，因而机制是一种稳定的运作模式。我国老年人体育健康促进的协同治理机制是在"以人民为中心""可持续发展"和"共建共治共享"三大理念的支撑下，以老年人体育健康促进的优化发展为目标，通过各方利益相关者的协同合作及有效沟通对相关资源进行整合、配置与利用，进而促使老年人体育健康促进协同治理系统产生序参量，并对其进行管理与组织，保证老年人体育健康促进多元主体间的协同效应得以实现的过程。

一　以多元主体为前提的合作机制

在现代社会中，跨越诸多学科的学者们都在试图解释这样一个现象，即我们所身处的如此激烈竞争的世界里，合作、利他主义和自我牺牲究竟是如何出现的。事实上，利益是人们选择相互合作的重要前提，当前我国老年人体育健康促进的实践中所遇到的问题与挑战，都可以归结为一个深刻的问题，即各方主体不同利益诉求之间的矛盾。这不能单纯地通过利益增量的方式来解决，而应当采取创造性的协作行动来协调彼此间的矛盾。

---

① 周雪光：《西方社会学关于中国组织与制度变迁研究状况述评》，《社会学研究》1999 年第 4 期。

合作即意味着多元主体的参与，我国老年人体育健康促进的协同治理主体正是由政府、社会、市场和公众等多方共同构成。

首先，在政府与其他主体之间的关系上，近年来，我国在政府职能转型的过程中强调"简政放权"，强化政府社会治理职能，提升政府的社会治理能力，我国历史长期形成的政府重要地位和人民对政府的依赖性决定了我国的社会治理必然要以政府为主导。我国老年人体育健康促进的协同治理同样如此，政府在整个治理体系中不但拥有行政权力，掌握各种资源，而且还是老年人公共体育服务的主要供给者，通过老年人体育健康促进政策的制定、规划的设计、资源的供给保障了老年人体育健康促进的治理得以顺利开展。为了防止其他主体过度追求自身的利益而造成对老年人体育健康促进整体利益的损害，以国家强制力为后盾的政府行政治理是非常必要的。因此，坚持政府的主导地位和作用是老年人体育健康促进协同治理的一个基本前提条件。但是，我国长期以来所形成的管制型行政模式所呈现出的管理方式和管理工具单一化特征，忽视了对其他治理主体的培育和引导工作。因此，我国老年人体育健康促进协同治理的合作机制需要政府突破传统的行政体制架构，培育各种老年人体育组织，并引导这些组织和公众有序参与老年人体育健康促进的治理活动，实现政府治理与社会的自我调节之间的良性互动。

其次，根据社会治理的内涵需要，拥有规模化、规范化的社会组织体系是构筑社会治理格局的核心环节，也是以多元主体为前提的协同治理合作机制得以实现的重要条件。当前，我国已然形成具有一定数量、规模的老年人体育协会（组织），绝大部分地区的老年人体育协会（组织）都已发展到乡镇、社区和行政村，同时，在江苏、上海等地还出现了专门性的老年人体育志愿者协会，老年人体育健康促进协同治理所需要的社会组织网络初步形成。但是，这些社会组织在治理领域发挥的作用还不明显，并没有成为社会交融的"黏合剂"、社会矛盾的"稀释剂"、社会冲突的"缓冲剂"、政府的"减肥剂"和市场的"增效剂"。因此，我国老年人体育健康促进协同治理合作机制的构建需要进一步激发这些专业性社会组织的活力，挖掘其蕴含的潜力，充分发挥社会组织作为国家与社会沟通的桥梁和纽带作用。在政府不能有效解决老年人体育健康促进中矛盾与冲突的情况下，通过体育社会组织的沟通和协调能够优化并重塑政府、社会、个体三者之间的关系，推动老年人体育健康促进的有序发展。与政府在治理过程中强制性调动和使用社会资源的方式不同，体育社会组织可以通过组织志愿服务、发起社会捐赠等方式动员社会性资源参与老年人体育健康促进的治理，从而为老年人参与体育健康促进活动提供便利和更加多元、丰富的服务。面对老年人体育健康促进中多元的利益诉求，社会组织中渗透的公益、互助和包容精神也有助于增进社会弹性，减少政府部门处理相关矛盾时的粗糙性和刚性化，推进不同利益相关者之间的共存和相容。

再次，市场经济是一种经济体系和经济制度，被誉为"看不见的手"，市场机制通过内部价格机制、供求机制、竞争机制及风险机制等调节市场经济主体的行为，发挥其在资源配置中的主导地位和基础作用。随着我国老年人体育健康促进的需求不断扩大、日益多元化，在社会主义市场经济体制不断完善的基础上，市场逐渐参与到老年人公共体育服务的供给之中，有效推动了老年人体育健康促进资源的优化配置，提供了公共体育服务供给的效率和质量。当然，就市场因素而言，同时也存在着市场功能自身发育不足与市场规律因受到外在束缚而导致作用扭曲的弊端，例如，在购买公共体育服务的过程中存在着不正当的竞争手段，购买主体、承接主体和使用主体三者之间的关系还没有理顺，某些环节上以经济利益挤占社会效益的现象依然存在等。正如哈耶克所言："在市场能够为人们提供有效服务的地方，诉诸市场当然是最佳方法，但是在市场无法胜任的地方，就不能不依靠政府的功能了。"[①] 因此，市场主体参与下的我国老年人体育健康促进协同治理的合作机制既需要政府在尊重市场规律和增强市场活力的基础上，进一步转变职能、简政放权，加强对市场活动的监管，也需要市场主体充分利用市场灵活、高效的资源配置机制生产更多、更好的公共

---

① ［英］弗里德里希·冯·哈耶克：《法律、立法与自由》第二、三卷，邓正来等译，中国大百科全书出版社 2000 年版，第 37 页。

体育产品，以弥补政府在公共体育服务供给上的局限性和体育社会组织在公共体育服务供给上的"志愿失灵"。

最后，公众参与老年人体育健康促进的协同治理是以老年人的体育权利与健康利益的实现为目标的。这里的公众既包括老年人，也包括老年人的家庭成员及其他利益相关者。公众应认识到他们既不是被动的管理对象，也不是老年人体育健康促进的实践者和利益获得者，而是有权利参与老年人体育健康促进协同治理的诉求表达、机制运行和效果监督的参与治理主体。公众在参与老年人体育健康促进协同治理的过程中享有知情权、话语权和行动权，可以合法地表达自身的利益诉求并积极维护个体的权益。老年人体育健康促进实践中的许多议题都是关乎公众切身利益的现实问题，公众积极参与到治理的过程中，能够有效提升治理的合法性和实效性。面对日益复杂和艰巨的治理事务，政府、社会组织和市场都存在着一定的信息盲区，只有公众掌握着解决问题的最准确信息，因此公众的参与能够避免或减少决策时信息不充分、不准确而产生的偏差。同时，通过公众自下而上的参与还可以限制政府不合理的自利性，促进国家权力规范运行，有效避免多元主体在老年人体育健康促进实践利益竞争中的随意性和盲目性问题。

二 以利益共享为目标的动力机制

任何社会角色采取某一社会行为都必然受到某种利益的驱使。因而，对于老年人体育健康促进的任何主体而言，对利益的追求和实现都是促使其参与治理活动的内在驱动力。一方面，良好的治理秩序，保证老年人体育健康促进的有序运行符合公共组织的政治利益要求；另一方面，从实践中获取各自的利益也是各方利益相关者的最大利益诉求。在前文述及的域外发达国家老年人体育健康促进的经验举要中可见，在欧洲地区，体育治理最重要的背景是"利益"，或者说是利益的分配或平衡。[1] 如果说为了共

---

[1] 任慧涛：《体育治理：英国经验与中国镜鉴——伊恩·亨利教授学术访谈录》，《体育与科学》2015 年第 1 期。

同利益的实现，那么多元主体之间的协调合作自然可以推动老年人体育健康促进协同治理的开展，然而由于不同主体对共同利益理解的偏差，加上不同程度所夹杂的个体利益、部门利益和行业利益等，在实践的过程中反而削弱了利益的驱动作用。因此，只有以利益共享为目标，寻求各方主体利益诉求的契合点，才能有效地推动协同治理实践的发展。具体而言，利益共享是参与合作的各个利益相关者在合作的过程中，对实践产生的收益进行公平、合理的分配和分享，其本质是按照每个利益主体在合作博弈过程中的投入贡献比来进行利益的分配和协调，使得每个主体都能获得自身期望的收益，进而对下一步的合作产生期待。①

从系统科学的观点看，我国老年人体育健康促进协同治理的顺利推进，必须要有强大而持久的动力，而利益共享正是这个最为关键的动力。从利益共享的角度来看，老年人体育健康促进中的各方主体要想获得信息、资源和服务中的共享优势，实现各自不同的利益诉求，主动探寻合作才是最佳途径。只有以利益共享为目标，以理想道德层面与资源分配层面的公平正义为价值导向，强调以规则、权利和机会的公平为前提，才能充分调动各方主体参与协同治理的积极性，才能实现老年人体育健康促进中的各方主体共享实践发展成果的美好愿景。

老年人体育健康促进协同治理的利益共享机制是利益共享的制度化形式和运作规则，即在内部各方主体之间达成利益协调和分配的契约，并通过制度化手段明确界定各方主体的权利，规范合作收益的分配方式，合理分配合作成果，分摊合作风险，补偿合作损益，从而实现合作各方的互利和共赢。在这个过程中，政府、社会和市场是利益共享主要的实施者和推动者，由于政府占有老年人体育健康促进中最为重要的权力资源，因此，在某种程度上政府支配着整体上的利益分配和协调过程。但是，政府更加需要重视利益共享过程中的公平正义，这对于协调利益关系、缓解利益矛盾，进而推动老年人体育健康促进的有序发展和维持社会的稳定具有重要

---

① 董树军：《城市群府际博弈的整体性治理研究》，博士学位论文，湖南大学，2016年，第120页。

的意义。由此，我国老年人体育健康促进协同治理的利益共享机制的实现应从利益的公平享有这一关键点入手，探寻化解各个利益相关者彼此间矛盾与冲突的路径。当然，利益共享不是让实践中的各方主体平均享有利益，而是要根据各自在实践中的贡献，赋予其不同的利益份额，这种份额必然存在着一定的差异。这种差异是建立在不同主体的不同资源贡献、能力付出之上的，是基于公正的制度规范和程序基础上的。

利益共享机制是实现老年人体育健康促进协同治理的基础，也是深化治理过程中各方主体协同合作的内在动力。而老年人体育健康促进利益共享的实现，还需要在协同治理的过程中强调不同利益主体之间的协商，这意味着国家的管理者要进行分权，将运作过程中的管理权赋予其他主体，使得管理成为政府、社会、市场和公众共同的事情，而不是某一个利益群体的事情。存在着利益差异的不同群体间的合作意愿使彼此聚合在一起，通过对话和协商的形式，制定各方都能接受的方案，形成合作协议。① 在对话和协商的过程中可以了解彼此的利益诉求和资源能力，以便于从对方的角度考虑问题，在彼此妥协的基础上争取共同利益的最大化，适当地做出让步，最终达成共识。

完善的老年人体育健康促进利益共享机制应当包括利益表达、利益协调和利益补偿等多方面的内容。老年人对于体育健康促进的需求、社会组织对于实践中绩效的获取、市场对于经济利益的要求等都需要完善的利益表达渠道和规范的利益表达程序来实现。而不同的利益诉求也需要政府以"第三方"的角色介入协调，甚至在协调的过程中成为主导进行调节和仲裁，并对弱势方实施一定的利益补偿以完善老年人体育健康促进的利益共享机制，确保各个利益相关者合理的利益诉求得到满足。唯有如此，才能保证我国老年人体育健康促进协同治理的顺利实施，并赋予实践发展的原动力。

三 以协作共建为核心的运行机制

在以多元主体为前提的合作机制和以利益共享为目标的动力机制的作用

---

① 何影：《利益共享的政治学解析》，《学习与探索》2010 年第 4 期。

下，我国老年人体育健康促进协同治理的运行是政府与体育社会组织、市场主体、公众等利益相关者一起，建立和维护相互依赖、彼此信任的互动关系，面对实践过程中出现的新变化、新问题和新矛盾进行协商以达成共识，制定出新制度、新措施和新方案，并通过协作共建的形式应对解决各种矛盾与冲突。整个运行机制大致可以分为以下三个阶段（如图6-2所示）：

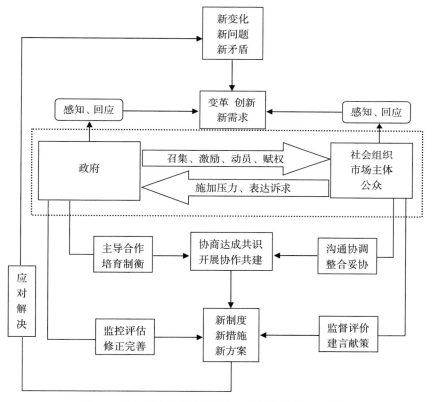

图6-2　我国老年人体育健康促进协作共建的运行机制

首先，伴随我国老年人体育健康促进的利益结构不断分化，利益关系日益庞杂，整体的利益格局发生了极大的转变，这就使得老年人体育健康促进协同治理的环境和基础发生了深刻的变化。现阶段，我国老年人日益增长的多元化体育健康促进需求与当前的系统情境和制度环境存在着差距，导致实践中出现了许多新变化、新问题和新矛盾，各方主体的利益诉求并不能得不到有效的满足，在感知到这些情形的同时，各方主体在压力下必须做出回应，回应的形式就是寻求变革与创新，这种寻求变革与创新的迫切程度与实践中出现的新问题给不同主体自身利益所带来的影响有着密切的联系。于是，各方主体纷纷采取行动来找寻解决问题的办法，政府作为老年人体育健康促进的主导者开始召集其他主体进行研讨，激励、动员其进行符合实际的变革与创新，并赋予这些主体相应的权力以推动改革的进程；体育社会组织、市场主体和公众也会自下而上地通过各种渠道、动用自身的资源将利益诉求进行表达、传播，并借此施加一定的压力，期望得到政府的关注与重视，推动相应的改革尽快提上政府的议事日程。

其次，老年人体育健康促进中的各方主体在感知到当前实践存在的问题，并以不同的方式做出回应之后，政府会与其他参与治理的主体展开协商。通过彼此间的沟通、协调、整合和妥协等方式进行反复的博弈后，各方主体对制度的变革创新达成共识，并在此基础上开展互动合作，制定出新的制度、政策与措施。但这样的协商也有可能没有达成共识，就会再次回到协同治理运行的起点，等待实践中矛盾与问题的集聚，以致触动到各方的利益底线，通过再次反复的沟通以期达成共识。因此，老年人体育健康促进的协同治理是一个复杂而又艰难的动态发展过程。

最后，在经各方主体协商形成的新制度、新措施和新方案实施的过程中，还需要政府进行监控和评估，其他主体进行监督与评价，在不断的修正完善之中去应对解决实践中的问题与矛盾。当然，在应对的过程中，各方主体在老年人体育健康促进协同治理中的角色和彼此关系也需要重新定位与重塑，以实现协同关系的最优调整和资源配置的最优整合，最终取得良好的治理效果。

我国老年人体育健康促进的协同治理着眼于多元主体参与治理的权力和发挥其主体地位的认可与支持，使得各个利益相关者能够共同参与老年人体育健康促进的治理过程，有机会表达与争取自身的利益，同时为老年人体育健康促进提供资源，开辟新的供给渠道，创新供给方式；政府也能够通过多元治理主体还权于民，又能保持自身的权威与主导能力，从而获取更多的合法性支持。以协作共建为核心的运行机制建立在参与治理的各方主体之间权力依赖的基础上,① 这种依赖表现在:一方面,所有参与老年人体育健康促进协同治理的主体都有着各自的优势和局限,彼此间相互依赖,为了各自的利益诉求通过协作共建的方式寻求互动合作;另一方面,政府在运行机制中仍处于主导地位,但已不是单向度的管理,在某些特定的环节中,其他的治理主体也可能居于主导,发挥自身对资源整合、公共体育服务的优势。

四　以利益约束为重点的保障机制

我国老年人体育健康促进需要物质和精神层面的保障以促进实践的规范、有序运行,在现阶段各方主体利益诉求丰富、利益结构分化的现实面前,构建以利益约束为重点的保障机制是协同治理的必然要求。利益约束是指运用多种手段对利益主体追逐利益的行为予以必要的规范与约束,使利益主体的各种行为与实践发展的整体利益目标相符合,以实现有序的利益秩序。老年人体育健康促进中的各方主体在利益面前的理性是有限的,自我约束也是有前提的,这些主体在老年人体育健康促进中的集聚和行动都是为了增进其成员的利益,并为实现利益的最大化而不懈努力。倘若没有明确、有效的利益约束机制,这些主体就会突破各种规则的边界,甚至触碰法律的底线去追逐自身的利益,从而导致利益矛盾和冲突的形成。因此,需要建立完善的以利益约束为重点的保障机制,将各方主体追逐利益的行动限制在法律与规范的界限之内,从而尽可能减少利益矛盾和冲突的产生,引导老年人体育健康促进中的各方主体形成良好的运行秩序。具体的保障机制包括法律、制度和文化三个层面。

首先,法律层面的保障。当前我国现行《宪法》文本中关于"公民的基本权利和义务"章节并没有规定"体育权"。尽管人们普遍将其归为宪法未列举权利,并在实践中默认为我国公民的基本权利,但毕竟在宪法上,公民权利对应着国家义务,只有在宪法上明确载明,体育权的义务主

---

① ［英］格里·斯托克、华夏风:《作为理论的治理:五个论点》,《国际社会科学杂志》(中文版) 1999 年第 1 期。

体才是国家，否则只能是体育行政机关或体育协会等组织。因此，只有从法律层面对老年人参与体育的权利进行保障，才能更好地规制各方主体的行为，保证老年人在参与体育健康促进的过程中利益不受侵害。此外，法律规范的特征决定了法律是约束利益主体合法追逐利益的强有力手段，国家制定法律的就是要在全社会范围内调控私人利益与公共利益的关系，将各方主体追逐利益的行为规范在国家许可的范围之内。当前，我国公共体育服务领域并没有相应的组织管理、运行和监督的法律法规，这样的缺失使得老年人体育健康促进的各方主体缺乏明确的职能定位和法律定位，彼此之间的法律关系也不清晰。因此，需要不断完善相关的法律法规，形成包括地位、权利、责任、义务等一整套的法律条文，对老年人体育健康促进中各方主体的行为进行约束和规范，同时，进一步在法律框架内公正执法，保护相关主体的合法利益，将法律层面的保障落到实处。

其次，制度层面的保障。诺斯将制度定义为："一个社会的博弈规则，一些人为设计的、形塑人们互动关系的约束。"① 这里的"约束"可以从不同的视角对其进行解读，本书所立足的利益视角是从老年人体育健康促进中的利益关系出发，对各方主体在实践中的行为规范与合作契约进行规定，从而起到约束主体行为、协调利益关系及预防合作风险的作用。现阶段，我国老年人体育健康促进的资源和服务供给主要由政府承担，这是政府的基本职责和应然使命。但这样大包大揽的供给方式已不能适应当前我国老龄化背景下的老年人体育健康促进，从域外发达国家的经验来看，由政府、社会和市场共同承担老年人体育健康促进的资源和服务供给是大势之所趋，而这就必须通过制度将具体的责任与行动划分清楚。因此，以利益约束为重点的保障机制应当包括以满足老年人体育健康促进实际需求为目的的公共体育服务制度及相应的绩效评估、监督问责制度，并从制度层面为体育社会组织和市场主体发挥作用松绑，引导这些主体建立自我约束和激励责任机制，通过资金扶持、政策支持和税收优惠等方式进一步增强

---

① ［美］道格拉斯·诺斯：《制度、制度变迁和经济绩效》，杭行译，上海三联书店2008年版，第3页。

社会和市场组织的活力，切实提高其实际运作能力。

最后，文化层面的保障。文化是一个包括知识、信仰、艺术、道德、习俗及作为社会成员的人所习得的其他能力和习惯在内的复杂综合体。①除了法律和制度层面的保障，在人类社会诸多文化传统中所形成的一些非正式约束，包括行事准则（codes of conduct）、行为规范（norms of behavior）以及惯例（conventions）都会对老年人体育健康促进的实践产生重要影响，并且这些非正式的约束嵌套其中会在制度的渐进演化进程中起到重要的作用。从协同治理的角度来看，文化层面的保障就是要使得老年人体育健康促进中的各方主体逐渐形成相互尊重、相互信赖的价值导向，充分发挥文化本身具有的认同、融合、规范、疏导和调谐的作用。道德文化作为制度的价值基础，尽管对社会和人的影响和控制不具有强制性，但它发挥作用的过程是人的思想和行为从内而外的转化过程，具有较强的稳定性和持久性。特别是在对公共事务处理中所生成的"公共精神"，其包含的民主、平等、自由、秩序、公共利益和责任担当等一系列价值诉求，对于规范老年人体育健康促进的主体行为有着极为重要的约束作用。这样的约束作用具体体现为：第一，老年人体育健康促进各方主体在实践过程中要充分考虑其他主体的利益诉求，以公平正义的基本活动原则来实现自身利益的最大化；第二，在协同治理的过程中，责任是最重要的价值精神，这种责任不仅是通过既定的组织结构和规章制度所体现的，更强调内化为协作共建的积极责任；第三，老年人体育健康促进的公共利益等同于共同利益，它是合作的前提和基础，是主体间达成利益共识的必要条件。在主体间互动的过程中，处理好局部利益与整体利益的关系，明确个体利益、共同利益与公共利益关系的伦理准则就是公共精神。只有公共精神才能使合作的行为和结果真正服务于实践。

① ［英］泰勒：《人类学——人及其文化研究》，连树生译，广西师范大学出版社2004年版，第7页。

第四节　中国老年人体育健康促进协同治理的实践路径

协同治理实践路径的优化需要"内外兼修"，一方面，调整系统环境中的关键变量，创造适合协同治理生长的土壤；另一方面，完善协同治理的制度设计，增强对系统环境的适应性。[1] 我国老年人体育健康促进的协同治理是在"以人民为中心""可持续发展"和"共建共治共享"的理念指引下，在相应机制的关系结构和作用规律中逐步推进展开，在实际的操作过程中需要考虑到我国现实情境下的适用性问题。因此，本部分结合实际，从主体、组织、制度和文化四条路径出发，明确我国老年人体育健康促进协同治理的实践路径选择。

一　主体路径：明晰主体间权责划分，推动层级合作与制衡

我国现行的老年人体育健康促进管理模式在主体设计方面呈现出典型的"政府一元性"，由此带来的资源配置和服务供给几乎都是由政府一力承担，而事实上已然形成的多元主体参与、利益诉求多样的现状由于主体定位的不明、协调机制的缺乏，使得当前老年人体育健康促进演变为"多头混治"的局面。因此，从优化我国老年人体育健康促进的发展，推进协同治理的现实出发，应当对参与主体进行全新设计，在明确政府、社会、市场和公众的角色定位、权利职责的网络架构内，推动层级合作与制衡，既要继续发挥政府的主导作用，又要鼓励社会组织、市场主体和公众的积极参与，充分发挥不同主体的功能和效用，实现由"多元混治"向"多元共治"的转变。

（一）明晰主体间权责划分

我国老年人体育健康促进中各方主体的角色定位、权利职责及彼此间

---

[1]　田玉麒：《协同治理的运作逻辑与实践路径研究》，博士学位论文，吉林大学，2017年，第150页。

的互动关系构成了协同治理的基本格局，因此，需要明晰主体间的权责划分来改变当前"重政府管理、轻多方参与"的局面。而实践中的责、权、利是各方主体围绕老年人体育健康促进的公共价值目标，在不断地利益博弈后逐渐形成的。政府、社会组织、市场主体和公众分别依据自身所拥有的资源、能力等要素通过主体集聚和协商，最终达成妥协，形成各自的角色定位和权利职责。

首先，就政府主体而言，作为公共权力的执掌者、公共资源的分配者、公共利益的维护者，政府必须承担起老年人体育健康促进协同治理的主导者角色。所谓的多元共治并非是要忽视政府在老年人体育健康促进治理中的重要作用，而是要改变政府过去大包大揽的做法，并进一步确定为治理的核心主导者地位。即通过政策规则的制定、财政资金的提供、法律监管的实施等方面实现对老年人体育健康促进实践的引导和规范。既要充分引导社会组织、市场主体和公众的积极参与，又要协调各方主体的利益诉求，规范其在实践中的行为。当然，在协同治理的过程中，政府也要去满足发展老年人体育运动，促进其身心健康，进而缓解社会医疗保障压力、维持社会稳定的利益诉求。

其次，就社会组织而言，拥有着"专业性、灵活性和纽带性的优势"，作为老年人体育健康促进中的伙伴型利益相关者，应当从协同治理的边缘走向中心。作为政府的合作伙伴，社会组织在老年人体育健康促进的协同治理中，一方面需要承接政府在职能转变过程中让渡出的部分公共管理事务；另一方面，社会组织要凭借其资源优势和行动能力来弥补政府的治理盲点和弱点，成为其有效的补充者。此外，体育社会组织作为非政府组织，还应承担起老年人体育健康促进协同治理过程中的施压者和监督者的角色，通过其民间自治性向政府的治理行为施压和监督，促进政府部门的理念更新与行为优化。

再次，就市场主体而言，市场机制是老年人体育健康促进协同治理的重要组成部分，也是调节老年人公共体育资源的关键手段。面对我国老年人体育健康促进的实践中日益增长和多元化的需求，市场主体能够充分发挥其在资源配置中盘活存量的作用，通过市场机制对资源的有效调控为老年人提供更多、更优质的资源与服务。当然，鉴于企业的资本逐利性，为了更好地发挥市场主体在老年人体育健康促进协同治理中的作用，必须对其行为和预期进行规范和管制，通过良好的市场环境氛围的营造实现资源的优化配置。

最后，就公众而言，老年人是体育健康促进的直接参与者和受益者，其家庭成员也是这一过程中的间接参与者和受益方。目前，公众对于公共事务的参与意识与积极性都不够，作为老年人体育健康促进的践行者，公众应增强主体意识，通过合法渠道表达自身的利益诉求，并在与政府、社会的开放性对话中促进共识的达成。只有吸纳公众的积极参与，转变其"旁观者"的心态，才能真正实现老年人体育健康促进的协同治理。

（二）推动层级合作与制衡

治理的发展为我们提供了一个别样的愿景。协同治理相比其他治理的范式，更加强调主体间的互动性，既要促进各方主体充分发挥自身的优势，形成协同效应，又要健全相互间的约束机制，形成利益的制衡。

首先，围绕政府的职能转变，从放权、分权和赋权的实施推动老年人体育健康促进各方主体的层级合作。具体而言，需要厘清政府机构的内部关系，即"条块关系"，这就要求"变革职责重构政府管理模式"①，适当将权力下放，减少老年人体育活动的行政审批，提高办事效率。通过厘清政府的权力清单，合理削减政府的权力，推动政府从"全能型政府"向"服务型政府"转变。此外，政府通过赋权将部分权力转移、让渡给社会和市场组织，实现老年人体育健康促进协同治理中权力的均衡性。

其次，围绕社会组织的自治性，推动政府与体育社会组织的互动合作。当前我国政府的职能重心并不在老年人公共体育服务上，因此，在老年人体育健康促进中政府处于缺位状态，体育社会组织起着一种补缺式的效用，随着老年人日益增长的体育需求与不平衡不充分的发展之间的矛盾不断凸显，政府的公共体育服务职能不断归位，体育社会组织就会出现功

---

① 周振超：《当代中国政府"条块关系"研究》，天津人民出版社2008年版，第222页。

能内卷化和角色弱化的现象，这就要求体育社会组织充分利用其对老年人需求的准确理解和动态把握并及时回应的优势，从补缺式公共体育服务供给模式向多元化、个性化和优质化公共体育服务供给模式转变，促进体育社会组织与政府部门的良性互动。

再次，围绕市场资源配置的重要地位，推动政府、社会与市场的良性互动，并实现对市场行为的有效制衡。政府与市场的二元对立关系长期存在于社会发展的不同领域，但"政府和市场两方面都有机会来促进和改善对方的管理"[①]。利用市场灵活高效的资源配置机制能够生产更多更为优质的老年人公共体育产品和服务，这样就能够弥补政府在公共体育服务供给上的局限性和体育社会组织在公共体育服务供给上的"志愿失灵"。同时，即使以盈利为目的的市场企业也存在着一定的社会责任，并且"企业社会责任代表了运用私人能力实现公共目标的一种完全不同的方法"[②]。当然，为了避免市场主体的逐利本性，不愿生产、提供老年人体育健康促进中许多公益性的产品和服务，需要政府完善相应的市场准入和退出制度，以防因此而导致的"市场失灵"和"去公共化"的现象发生。

最后，围绕公众参与协同治理的价值取向，推动公众参与实践，并实现对政府、社会和市场行为的有效监督。公众参与老年人体育健康促进协同治理是以老年人的体育权、健康权和相应的利益诉求为基础的，公众不单是老年人公共体育服务的消费者和享有者，更是有权参与老年人体育健康促进协同治理利益表达、运行实践和监督评估全过程的参与治理主体。因此，应当积极培育、引导公众参与到老年人体育健康促进的协同治理实践中，并充分发挥其主体的权力和责任，对政府、社会和市场在实践中的行为进行有效监督。

总体而言，政府、社会、市场和公众多元主体间的协同互动是我国老

---

① ［美］查尔斯·沃尔夫：《市场或政府——权衡两种不完善的选择》，谢旭译，中国发展出版社1994年版，第138页。

② ［美］约翰·多纳休、［美］理查德·泽豪克泽：《合作：激变时代的合作治理》，徐维译，中国政法大学出版社2015年版，第258页。

年人体育健康促进协同治理的主体安排，而主体间良性互动的形成需要明晰各方主体的角色定位和权责划分，并围绕各自的优势推动层级的合作与制衡。

二 组织路径：加快治理结构的转型，实现协作关系的重构

尽管我国老年人体育健康促进的主体结构已由单一主体发展为多元主体，但现阶段我国老年人体育健康促进治理的组织结构还是传统单向度的垂直化线性结构，这就导致在处理庞杂的利益关系所演化出的问题时，存在一定的治理碎片化问题。因此，从组织路径方面看，我国老年人体育健康促进的协同治理必须由传统单向度的垂直化线性结构转变为交互性的扁平化网络结构，并在治理结构转型的过程中实现主体间协作关系的重构。

（一）加快治理结构的转型

首先，传统的单向度垂直化的线性治理结构是由我国整体的行政格局所决定的，逐级的行政体制结构带来了老年人体育健康促进治理实践中的碎片化问题。其次，多元主体参与治理本质上是占有不同老年人体育健康促进资源的主体集体行动的过程。而根据集体行动的理论，在缺少监督和激励机制下，行动者会尽量增加对集体的索取，而减少对集体的回报，这会导致不负责任和"搭便车"现象的发生。因此，我国老年人体育健康促进的协同治理既要尽快转变单向度的垂直化线性治理结构，又要在多元主体参与治理的过程中尽量避免陷入治理结构失衡的困境。于是，加快老年人体育健康促进治理结构的转型就显得尤为重要，具体应着眼于以下三个方面。

一是应着眼于任务型组织机构的整合建构，搭建老年人公共体育服务平台。老年人公共体育服务平台作为一种制度化的治理框架，是体育社会化发展的治理工具，能够有效推进政府部门的各项职能与社会对接，引导多元主体参与到老年人体育健康促进的发展中来，共同解决老年人公共体育服务、资源不足的问题。在这样的平台上，将政府、社会、市场及公众等多元主体联系在一起，为了共同的价值目标和利益相互协作、联合

行动。

二是应着眼于组织功能的整合发挥。功能优势是治理主体得以参与协同治理的重要资本，但在现行的治理结构体系中，下层组织成员的功能优势并不能得到充分发挥。因此，需要将这些组织的功能进行整合，激发组织成员参与协同治理的活力，将不同组织成员的功能与其应有价值结合起来，形成有效率、有价值的整体。

三是应着眼于组织流程的优化变革。组织流程是对业务流程进行设计、优化、重组的管理性流程，从流程环节促成治理结构的转型需要对当前单向、线性的组织程序进行改革，现有的流程尽管非常稳定，但较为僵化，且彼此之间缺乏联系，是割裂的、碎片化的。从老年人体育健康促进的实践来看，许多主体间的矛盾与冲突正是来源于沟通不畅，主体的利益表达受限。因此，组织流程需要向交互性的扁平化网络结构方向转变，促进治理过程中的交流与沟通。

（二）实现协作关系的重构

伴随着老年人体育健康促进协同治理结构的转型，原本"命令—服从"的管控导向关系也需要向着"平等互利"的协作伙伴关系转变，在新型的治理结构中，各方主体之间存在着多边关系，需要对这些关系加以理顺和明晰。

首先，政府与其他主体之间的协作关系。相比其他参与老年人体育健康促进协同治理的主体，政府是最早介入的，加之政府拥有的权力、财力和职能，社会组织、市场主体都是在政府的引导、支持、认可下进入治理体系中。现阶段我国的老年人体育社会组织并没有实现真正意义上的独立自主，对于政府还客观存在着一定的依附性，这种依附包括绩效管理与考核、组织的运转经费等多个方面。当然，从政府职能转变的角度来看，政府不但不能过多地干预、介入体育社会组织的活动，还应为其创设更自由的发展空间，鼓励民间力量的发展壮大，从而提升协同治理的水平。面对日益增长和多元的老年人体育健康促进需求，政府需要与市场企业展开合作，通过购买公共体育服务，政策扶持等方式扩大资源和服务的供给，利用相关经济工具进行调节，推动市场主体积极参与到协同治理的过程中来。作为公众而言，老年人体育健康促进实践发展的优劣直接关系到个人的切身利益，因此其感受最具有可信度，政府应当倾听公众的意见，为公众参与到老年人体育健康促进的协同治理过程中创设氛围和条件，努力寻找政策的有效性与公众利益诉求之间的契合点。

其次，体育社会组织与其他主体之间的协作关系。在社会组织与政府协作的过程中，需要以一种相对平等的身份与其形成协商、互动、合作的关系，凸显出体育社会组织平等、独立、自主的主体性。当前政府对体育社会组织的定制式供给资源依赖需求已经出现，而体育社会组织则需要依赖政府的合法性资源，相互资源依赖关系的条件已经形成，为双方的平等协作创造了很好的条件。① 体育社会组织中的民间体育社团与老年人联系紧密，应当成为官方与民间沟通交流的桥梁，需要切实深入老年人的生活，不断增强与老年人的有效互动，并将老年人的实际需求反馈给政府以供相关政策规划的参考。

再次，市场企业与其他主体之间的协作关系。企业具有机制灵活、服务快捷的供给优势，应当与政府在老年人公共体育服务供给方面形成合作伙伴关系，充分发挥市场灵活高效的资源配置机制，生产更加优质的老年人公共体育产品和服务，以弥补政府在供给上的不足。企业还应加强与体育社会组织之间的公益性合作，为这些组织提供一定的资金和技术支持，把握好短期与长期收益回报的利弊。此外，还要注重企业的慈善行为，增强企业与老年人之间的互动，在追逐经济利益的同时服务社会，履行企业应有的社会责任。

最后，公众与其他主体之间的协作关系。老年人体育健康促进协同治理结构的构建离不开具有强烈责任感的现代公民的参与。在网络多边关系中，公众既要严格遵守政府确立的相关法律法规，努力通过各种民主途径参与并推动政府制定相应的科学决策，同时还要在参与体育健康促进活动

---

① 汪文奇、金涛、冯岩：《新时代体育社会组织参与体育治理的机遇、困境与策略行动》，《武汉体育学院学报》2018年第11期。

的过程中自觉遵守社会规范，维护公共秩序。当前，公众已不再羞于表达自身的利益诉求和自我权益，素质也在逐步提升，但社会互信的增强、公共精神的孕育仍没有做好准备，这就需要政府和社会组织的扶持和关怀，并建立公众参与老年人体育健康促进协同治理的相关制度安排，以使得具有现代性的公民与社会保持良性互动和共同成长。

三　制度路径：完善制度层面的设计，重视过程的控制管理

诺斯认为，制度是一个社会赖以存在和运行的基础，其主要作用是消除或降低社会交往中的不确定性。当然，制度并不一定会增进社会效率，从降低不确定性的角度而言，也可能妨碍效率的提高。① 在经济学上，经济人会选择最优策略，将这种假定运用到制度领域中，最优的、最富有效率的制度才会被选择。然而现实中无效的制度经常存在，这就要求不断完善制度层面的设计。而制度的设计是否有效，是否能够在实践中增进社会效率，这就要求重视制度运行过程中的控制与管理。通常，相对完善的制度设计无法取得理想的结果，很大程度上要归咎于过程控制与管理的疏漏。因此，我国老年人体育健康促进协同治理的制度路径，一方面要进一步完善制度层面的设计，为协同治理提供保障；另一方面，要重视制度运行过程的控制与管理，确保制度设计得以有效执行。

（一）完善制度层面的设计

协同治理是多元主体间通过交往关系和集体行动以实现公共事务治理的制度安排，作为一种规范集体行动方式的制度形式，其表现形态是多样的，既可以是正式的，发生于政府部门内部或政府部门与非政府部门之间，也可以是非正式的，发生于社会组织与私人部门之间。② 前者往往带有法律色彩，如政府颁布的政策法规；后者多建立在规范与信任的基础

① 姚洋：《制度与效率：与诺斯对话》，四川人民出版社 2002 年版，第 78 页。
② 田玉麒：《制度形式、关系结构与决策过程：协同治理的本质属性论析》，《社会科学战线》2018 年第 1 期。

上，如不同组织间的承诺与协议。因此，我国老年人体育健康促进协同治理的制度设计需要兼顾正式与非正式的制度形式，既要重视政府层面的制度保障，也要关注非政府层面的制度安排，具体表现在以下两个方面。

一方面，需要从宏观层面进一步细化当前政府出台的老年人体育健康促进政策文本，并将文本内容转化为可操作性的举措。例如，2017年国务院颁布的《"十三五"国家老龄事业发展和养老体系建设规划》，该规划要求通过"加强老年人健康促进和疾病预防"及"加强老年体育健身"来健全健康支持体系，[①] 但相关职能部门还没有对此做出细化的实施方案，国家的宏观设计自然也就无法得到有效执行。此外，要依据现有制度执行过程中暴露出的问题与缺陷继续完善制度方案，例如，2015年国家体育总局、文化部、财政部、新闻出版广电总局等部门联合出台了《关于做好政府向社会力量购买公共文化服务工作的意见》，要求"到2020年在全国基本建立比较完善的政府向社会力量购买公共文化服务体系"[②]。该制度的指导性目录中并没有明确提及老年人群体，在我国老龄化进程不断加速的当下，应当进一步明确以老年人为对象，购买公共体育文化服务的章程。

另一方面，非政府组织作为一个内部治理规范、对外独立自主、高效履行社会责任的组织必须要有健全的制度来保障、规范组织的行为。对于公益性社会组织来说，组织内部确实存在着所有权、经营权与受益权的分离问题，且"三权分立"是其法人治理的基础，[③] 非政府组织必须重视组织内部的制度设计问题，促进组织治理水平的优化提升。我国老年人体育健康促进中的体育社会组织等主体，更要重视组织内部的制度设计以改善组织的行政化倾向、运作不规范和能力不足等问题。当前，政府在购买老年人公共体育服务时，社会组织的内部治理水平和运作规范程度显然是评估承接主体资质的重要参照。同时，在现代社会中，成文制度几乎都是通

---

① 本刊编辑部、赵函：《国务院办公厅印发〈"十三五"国家老龄事业发展和养老体系建设规划〉》，《中国民政》2017年第21期。

② 国务院办公厅：《国务院办公厅转发文化部等部门关于做好政府向社会力量购买公共文化服务工作意见的通知》，《中华人民共和国国务院公报》2015年第15期。

③ 马庆钰：《社会组织能力建设》，中国社会出版社2011年版，第21页。

过集体选择实现的，而即使是不成文的制度，如道德、习俗和行规等也是集体无意识选择的结果，非政府组织之间的合作都是建立在规范与信任的基础上，因此，在老年人体育健康促进协同治理的过程中也需要关注非政府组织之间的制度安排。例如，在体育社会组织与市场营利性组织合作的过程中，由于两者的利益诉求不同，必然需要有相应的协议、合同等对双方的行动进行约束。

（二）重视过程的控制管理

过程管理源自泰罗的科学管理理论，通过对"过程"的筹划设计与控制管理，实现制度规范的有效运行。忽视对过程的控制与管理往往是协同失效的诱因，格蕾认为，协同治理的召集人和谈判者经常低估过程管理对于确保协同治理成功的重要作用，结果就是"实质性考量压制了过程性考量"①。因此，为实现老年人体育健康促进的协同治理，必须强化治理过程的控制与管理，确保制度功效的有效发挥。具体而言：

首先，应当强化各方主体的责任性。正如哈耶克所言："自由与责任实不可分"，既然作为老年人体育健康促进的治理主体参与到协同治理的过程中，就应当高度负责，"课以责任的目的在于使他们的行动比在不具责任的情况下更具有理性"②。在协同治理的过程中，各方主体的责任性主要体现在：一是对其所代表的组织负责，二是对他们自己的价值观念、专业素养和道德准则负责，三是对协同治理本身负责，四是对更加广泛的公共利益负责。③ 具体到老年人体育健康促进而言，政府部门作为责任型利益相关者，参与到协同治理的过程中是承担社会责任的应然使命，以非政府组织为代表的伙伴型利益相关者，既需要对组织自身的发展负责，也需

① Barbara Gray, *Collaborating: Finding Common Ground for Multipart Problems*, San Francisco: Jossey-Bass, 1989, p. 265.

② [英] 弗里德里希·冯·哈耶克：《自由秩序原理》（上），邓正来译，生活·读书·新知三联书店 1997 年版，第 90 页。

③ Kirk Emerson, Tina Nabatchi, *Collaborative Governance Regimes*, Washington, D.C.: Georgetown University Press, 2015, p. 220.

要回应社会组织应有的专业素养和价值担当，以企业为代表的商业型利益相关者在选择参与到老年人体育健康促进的实践时，就应当承担企业应有的社会责任，需要在追逐经济利益和维护协同秩序之间寻找平衡。当然，在协同治理的过程中，政府需要不断敦促各方强化责任意识，以促进协同治理过程的顺利开展。

其次，应当强调协同治理的绩效管理。在协同治理的过程中可以采取绩效评估的方式来明确如何开展具体的行动，并对当前治理实施的成效与问题进行总结，反馈给相应的主体，督促其及时做出改进。通过这样评估、反馈、沟通和改进的循环，持续提升各方主体的治理水平。从结构层面看，需要有老年人体育健康促进相关绩效管理的工作小组，动态掌握治理过程中的实际状况，并及时向高层进行反馈，为后续行动策略与改善措施的制定提供参考依据；从工具层面看，应当综合运用策略规划（strategic planning）、绩效合约（performance contracts）、管理协议（management protocols）等管理工具协调努力、提炼责任、鼓励创新、强化问责。①

最后，应当重视控制与适应的平衡。制度层面的设计通常是逻辑推演的理性判断，建立在设计者的主观构思和自身知识体系的经验基础上，而现实情境下运转系统是充满变化的，尤其是在利益关系庞杂、利益诉求多元的老年人体育健康促进实践中，这就需要提升对复杂治理环境的反应和回应。当现实中老年人体育健康促进协同治理的系统环境相对稳定时，按照预设的制度与方案稳步推进，可以取得较好的预期效果，而当系统环境发生改变，不确定性因素增多的时候，原先的治理方案就有可能失效，这就需要各方主体进行自我调适，寻求适应当前环境变化的应对措施。

四 文化路径：注重道德规范的约束，培育国民的公共精神

尽管正式的法律制度、契约和协议等组成的制度体系为老年人体育健康促进的协同治理提供了秩序保障，然而在这些正式规则之外还存在着类

① 田玉麒：《协同治理的运作逻辑与实践路径研究》，博士学位论文，吉林大学，2017年，第165页。

似行事准则（codes of conduct）、行为规范（norms of behavior）和惯例（conventions）等非正式约束，这些非正式约束来自于社会传递的信息，并且是我们所谓的文化传承的一部分，它们的出现是正式制度的延伸、阐释和修正，由社会制裁约束的行为规范。① 相较于主体、组织和制度路径的显性作用，文化路径是影响老年人体育健康促进协同治理的隐性因素，它的作用虽然不如显性因素那样直接，但影响却更加深远，以潜移默化的方式将协同理念内化于心，使其成为解决问题的自觉追求。因此，我国老年人体育健康促进协同治理的文化路径的实践一方面应着眼于道德治理，注重通过道德规范的约束推进协同治理的实现；另一方面应重视国民公共精神的培育，激发公众关心老年人体育健康促进的责任意识和投身治理实践的参与热情。

（一）注重道德规范的约束

道德治理在我国古代是以"礼治"或"德治"的话语方式出现的，其理论体系和具体实践对于中华民族的文化传承和社会的道德进步都有着积极的作用，也为现代国家的治理提供了有益借鉴。"乱世用重典，盛世倡民德"是我国历史治国经验的总结，在当前依法治国的背景下，也有法律和制度无法触及和调节的角落，这就需要充分发挥道德规范的约束作用。正如罗伊德所言："法律与道德都在热切地推行某些行为标准，没有它们，人类社会将难以存续，而在这许多基本标准中，法律和道德彼此声援补充，构成社会生活的经纬。"② 而卢梭认为在那些具体的法律如政治法、民法和刑法之外，"还要加上一个第四种，而且是一切之中最重要的一种；这种法律既不是铭刻在大理石上，也不是铭刻在铜表上，而是铭刻在公民的内心里；它形成了国家的真正宪法，它每天都在获得新的力量；当其他

---

① ［美］道格拉斯·诺斯：《制度、制度变迁和经济绩效》，杭行译，上海人民出版社2008年版，第50页。

② ［英］丹尼斯·罗伊德：《法律的理念》，张茂伯译，新星出版社2005年版，第43页。

的法律衰老或消亡的时候，它可以复活那些法律或代替那些法律，它可以保持一个民族的创制精神，而且可以不知不觉地以习惯的力量代替权威的力量。我说的就是风尚、习俗，而尤其是舆论；——唯有慢慢诞生的风尚才最后构成那个穹窿顶上的不可动摇的拱心石"①。卢梭在这里所提及的风尚正是法律所体现的伦理和道德精神以及公民对这种精神发自内心的真诚信仰。当前，在我国老年人体育健康促进实践活动中存在的一些问题，例如广场舞的噪音扰民、志愿服务缺乏等需要综合运用道德规范的约束力量和价值观念的引导力量来克服，从而为老年人体育健康促进的有序、健康发展创造条件。具体而言，要关注以下四个方面。

首先，全盘谋划与重点突破相结合。老年人体育健康促进中的道德治理是一个长期的过程，需要各方主体的参与、协调和合作。因此，需要制定出具有指导性、规范性和科学性的长远规划，通盘考虑不同道德问题的特征及治理对策。然而短时间内不可能将所有问题一次性解决，因此又必须抓住关键、重点突破，对突出的、社会影响较大的、影响较为恶劣的问题开展有针对性的及时治理。

其次，政府主导与社会参与相结合。确立政府的主导性地位一方面是我国政治体制的独特优势能够从更高层面上指导道德治理活动的开展，另一方面在于政府能够调动更多的社会资源和社会力量参与道德治理活动，并通过社会力量的广泛参与，更好地推进道德治理实践。因此，需要在政府的主导下，引导、鼓励广泛的社会力量积极参与到老年人体育健康促进的道德治理中。

再次，硬性制约与软性引导相结合。法律制度与伦理道德尽管都是用于规范人们行为的手段，但两者的作用机制各不相同，通过彼此的互补实现调整社会关系的目标。在道德治理的进程中需要将硬性制约与软性引导相结合，一方面将一些基本的道德原则和社会规范上升到法律和制度的层面，形成硬性制约；另一方面通过舆论监督和道德劝导将社会约定俗成的规范内化于心，从而保障老年人体育健康促进道德治理的成效。

① ［法］卢梭：《社会契约论》，何兆武译，商务印书馆1994年版，第73页。

最后，经验借鉴与保持特色相结合。在前文对域外发达国家老年人体育健康促进实践的经验举要中，注重东方儒家文化伦理道德的价值引领是亚洲地区的重要特色之一，而在欧美国家也有着道德治理的实践探索。在借鉴其成功经验的同时，也需要认识到与我国现实国情相结合的问题。我们应当在传承中华民族几千年传统美德的基础上，合理借鉴国外的先进经验，推进符合我国现实的道德治理。

（二）培育国民的公共精神

公共精神是现代公民超越个人狭隘眼界和功利目的，关怀公共事务和促进公共利益的思想境界和行为态度。[①]　一般而言，公共精神包括两个层面，一是社会层面的公共精神，主要体现为社会公德，即公民在社会公共事务中采取适当行为所应当遵循的一些道德约束，首先强调的是公民个体在社会场所中对其他公民不进行干预和侵犯的责任。没有这些责任，社会就会陷入不辨是非的混乱当中。其次强调的是公民在特定情境中的互助责任。没有这些责任，社会就会陷入以邻为壑的冷漠和人人自危的脆弱当中。二是政治层面的公共精神，即政治品德。它是公民在政治生活中采取适当行为所应当遵循的道德约束，首先强调的是公民个体对整个共同体予以维护和认同的责任。没有这些责任，国家就不可能正常地生存和运转。其次强调的是公民对国家和公共利益的发展予以关心和积极建设的品质。没有这些品质，国家就不可能繁荣。[②]　当前，由于公共精神的缺乏导致了我国老年人体育健康促进出现了一系列不和谐的事件和问题，亟须在实践中培育国民的公共精神，具体而言，包括以下三个方面。

首先，加强公民教育。面对当前我国老年人体育健康促进实践中所出现的各种公共问题，一方面应当从思想上高度重视，通过各种渠道和方式加强公众对老年人体育健康促进的认识，引导老年人在参与体育锻炼的过程中规范自身的行为；另一方面需要明确公民教育的内容，以社会主义核

---

① 龙兴海：《大力培育公民的公共精神》，《光明日报》2007 年 8 月 28 日第 11 版。

② 褚松燕：《论公共精神》，《探索与争鸣》2012 年第 1 期。

心价值体系教育为核心，使公民意识到参与体育健康促进活动既是自身权利的体现，同时也应承担相应的公共义务，引导人们自觉遵守社会公共事务的道德准则和生活规则。

其次，重视表率效应。公共精神不仅直接影响个体的行为，同时还对周围人群具有辐射与强化的表率效应。体育公园、社区广场是老年人参与体育健康促进的主要场所，在这样广阔的公共空间中人们彼此交往频繁，个体的行为能够直接影响到整个群体。因此，需要充分利用老年人所能接受的传媒渠道宣传先进事迹，打造老年人共识性榜样，从而营造出良好的体育健康促进环境氛围。

最后，开放公共领域。公共精神超越了私人领域，落实于公共领域和公共部门。① 在老年人体育健康促进的公共生活中，个人领域与公共领域的纠纷或冲突势必会破坏社会的公共秩序，这既会损害老年人的个人权益，也无利于社会的公共利益。因此，需要不断拓展老年人体育健康促进的公共空间，在发展广阔公共生活的同时，滋育公共情怀，使其认识到自身权益与公共利益紧密相连，为老年人体育健康促进协同治理的参与奠定更加广泛和坚实的基础。

---

① 戚万学：《论公共精神的培育教育研究》，《教育研究》2017 年第 11 期。

结　　语

　　本书以"如何更好地推进我国老年人体育健康促进的优化发展"为核心议题，从利益相关者视角出发，基于协同治理理论对我国老年人体育健康促进展开系统分析，结合域外国家的实践经验举要，得出以下研究结论：

　　一是利益是人类一切社会活动的核心，也是推动社会发展的动力。作为基于社会建构的老年人体育健康促进，是一种由国家主导规范、多元主体参与运行的实践活动，显现为利益诉求成为各方主体的行动指引，由此伴生了我国老年人体育健康促进利益结构分化、利益关系庞杂、利益保障不足等一系列问题。

　　二是协同治理主张多元化的利益相关者以共识为导向共同参与、共同决策、共同行动，这意味着首先需要对我国老年人体育健康促进的利益相关者进行识别。本书综合应用德尔菲法等研究方法确定我国老年人体育健康促进中的利益相关者，并依据米切尔评分法将其分为：以政府部门为代表的责任型利益相关者、以社会组织为代表的伙伴型利益相关者、以老年人及其家庭为代表的权益型利益相关者、以市场企业为代表的商业型利益相关者。

　　三是我国老年人体育健康促进问题形成的重点在于实践中各方主体多元化的利益诉求与现行治理体系之间的冲突，而引发冲突的原因既来自我国老年人体育健康促进历史与现实的约束，也是由于各个利益相关者合理的利益诉求没有得到有效满足所致，这也成为制约我国老年人体育健康促进优化发展的最大障碍。

四是域外国家老年人体育健康促进普遍重视各方主体利益诉求的实现，并倡导多元主体协同参与老年人体育健康促进的实践。在制度保障、规划设计、机制协同、资源供给、环境支撑及志愿服务等方面的实践举措值得我国学习和借鉴。

五是推进我国老年人体育健康促进的协同治理，促进实践的优化发展，必须树立以人民为中心、可持续发展和共建共治共享的理念，谋求合乎规律性的发展。而鉴于我国老年人体育健康促进的目标指向及实践中内外部利益关系的复杂性，我国老年人体育健康促进的协同治理应在以多元主体为前提的合作机制、以利益共享为目标的动力机制、以协作共建为核心的运行机制和以利益约束为重点的保障机制的框架下，从主体培育、组织协作、制度保障和文化重塑等路径着手。

本书从利益相关者视角出发，对我国老年人体育健康促进的协同治理问题进行了探索性研究，受限于自身学术能力和科研功底，在诸如老年人体育健康促进协同治理运行逻辑等方面的探讨仍然存在一些不足，本书所提出的具体实践路径的现实可行性也需要进一步的检验。为此，后续研究可以通过案例分析、实证调研等方法考察老年人体育健康促进的运行特征，以更准确地找寻推进我国老年人体育健康促进有序发展的良策。

附　　录

老年人体育健康促进利益相关者识别调查问卷（第一轮）

填写时间：　　　年　　月　　日

尊敬的专家：您好！

　　本研究期望通过揭示老年人体育健康促进中利益相关者的互动关系及相互影响，为老年人体育健康促进的良性发展提供实证依据。所谓"利益相关者"是指受老年人体育健康促进的影响，同时其行为又影响老年人体育健康促进发展的群体。

　　首先请您对表中所列举的群体是否属于老年人体育健康促进的利益相关者做出选择，如果是，请打"√"，然后请您对利益相关者分别从权力性、合理性和紧急性三个维度进行 5 分制的赋值，其中 5 分最强，1 分最弱。

　　权力性：指该群体拥有影响老年人体育健康促进决策的程度。

　　合理性：指该群体自身的利益诉求对老年人体育健康促进的合理程度。

　　紧急性：指该群体的要求对老年人体育健康促进发展的紧急程度。

　　本调查采用无记名形式，请您根据实际情况填写，我们对您所填内容严格保密，敬请您安心填答。衷心感谢您的支持与合作！

第一部分：基本信息

1. 您所在的单位为：＿＿＿＿＿＿＿＿＿＿＿＿＿＿＿＿＿＿

2. 您的性别：　□男　　　□女

3. 您的年龄：　□20—29 岁　□30—39 岁　□40—49 岁　□50 岁及以上

4. 您的受教育程度：　□大专　□本科　□硕士　□博士　□其他＿＿＿

5. 您的职称：　□初级　□中级　□副高级　□高级

第二部分：老年人体育健康促进利益相关者识别调查

利益相关者候选项	是否为利益相关者		米切尔评分														
	是	否	权力性					合理性					紧急性				
政府部门			1	2	3	4	5	1	2	3	4	5	1	2	3	4	5
社区			1	2	3	4	5	1	2	3	4	5	1	2	3	4	5
老年人体育组织			1	2	3	4	5	1	2	3	4	5	1	2	3	4	5
老年人志愿者团体			1	2	3	4	5	1	2	3	4	5	1	2	3	4	5
企业			1	2	3	4	5	1	2	3	4	5	1	2	3	4	5
家庭成员			1	2	3	4	5	1	2	3	4	5	1	2	3	4	5
老年人			1	2	3	4	5	1	2	3	4	5	1	2	3	4	5
舆论媒体			1	2	3	4	5	1	2	3	4	5	1	2	3	4	5
医疗机构			1	2	3	4	5	1	2	3	4	5	1	2	3	4	5
保险公司			1	2	3	4	5	1	2	3	4	5	1	2	3	4	5

您做出以上选择的原因（请打"√"）
①实践经验（　）②理论分析（　）③同行了解（　）④直觉（　）

您对老年人体育健康促进的熟悉程度（请打"√"）
①很熟悉（　　）②较熟悉（　　）③一般熟悉（　　）④较不熟悉（　　）⑤很不熟悉（　　）

请在下面表格空白处填入您认为应该添加的老年人体育健康促进的利益相关者：

您认为上述利益相关者的分类是否恰当，如不恰当，请给出改进意见：

老年人体育健康促进利益相关者识别调查问卷（第二轮）

填写时间： 年 月 日

尊敬的专家：

感谢您对本研究的支持和指导！本次咨询的目的是在第一轮调查结果的基础上，结合专家提出的修正意见进一步确定我国老年人体育健康促进利益相关者，并对其进行分类。首先请您对表中所列举的群体是否属于老年人体育健康促进的利益相关者做出选择，如果是，请打"√"，然后请您对利益相关者分别从权力性、合理性和紧急性三个维度进行5分制的赋值，其中5分最强，1分最弱。

根据各位专家第一轮进行问卷调查的结果和具体指导意见，结合访谈过程中专家提出的问题和建议，本次第二轮调查问卷做出如下修正：

1. 标明了第一轮调查中所有利益相关者候选项的支持率以及权力性、合法性和紧急性的平均得分值供您参考。

2. 增加了专家所提出应该添加的老年人体育健康促进的利益相关者候选项供您参考。

3. 明确了部分利益相关者表述不清楚的候选项供您参考。

再次衷心地感谢您的支持与合作！

| 利益相关者候选项 | 是否为利益相关者 | | | 米切尔评分（低）1→5（高） | | |
| | | | | 权力性（1 2 3 4 5） | | |
	第一轮支持率	第一轮您的选择结果	第二轮您的选择	第一轮的平均评分	第一轮您的选择结果	第二轮您的选择
政府部门	16/16			4.92		
社区	16/16			3.69		
老年人体育组织	15/16			3.08		
老年人志愿者团体	15/16			1.85		
企业	15/16			1.92		

附 录

续表

家庭成员	16/16		3.85		
老年人	16/16		4.08		
舆论媒体	14/16		3.08		
医疗机构	15/16		2.08		
保险公司	15/16		1.77		

| 利益相关者候选项 | 米切尔评分（低）1→5（高） | | | | | |
| | 合理性（1 2 3 4 5） | | | 紧急性（1 2 3 4 5） | | |
	第一轮的平均评分	第一轮您的选择结果	第二轮您的选择	第一轮的平均评分	第一轮您的选择结果	第二轮您的选择
政府部门	4.23			4.62		
社区	3.85			4.08		
老年人体育组织	3.92			3.38		
老年人志愿者团体	3.15			2.92		
企业	2.69			2.69		
家庭成员	4.62			4.08		
老年人	4.77			4.62		
舆论媒体	3.54			3.00		
医疗机构	3.15			2.31		
保险公司	3.85			2.77		

请在下面表格空白处填入您认为应该添加的老年人体育健康促进的利益相关者：

您认为上述利益相关者的分类是否恰当，如不恰当，请给出改进意见：

· 221 ·

老年人体育健康促进利益相关者识别调查问卷（第三轮）

填写时间： 年 月 日

尊敬的专家：

感谢您对本研究的支持和指导！本次咨询的目的是在第二轮调查结果的基础上，结合专家提出的修正意见进一步确定我国老年人体育健康促进利益相关者，并对其进行分类。首先请您对表中所列举的群体是否属于老年人体育健康促进的利益相关者做出选择，如果是，请打"√"，然后请您对利益相关者分别从权力性、合理性和紧急性三个维度进行5分制的赋值，其中5分最强，1分最弱。

根据各位专家第二轮进行问卷调查的结果和具体指导意见，结合访谈过程中专家提出的问题和建议，本次第三轮调查问卷做出如下修正：

1. 标明了第二轮调查中所有利益相关者候选项的支持率以及权力性、合法性和紧急性的平均得分值供您参考。

2. 增加了专家所提出应该添加的老年人体育健康促进的利益相关者候选项供您参考。

3. 明确了部分利益相关者表述不清楚的候选项供您参考。

再次衷心地感谢您的支持与合作！

| 利益相关者候选项 | 是否为利益相关者 | | | 米切尔评分（低）1→5（高） | | |
| | | | | 权力性（1 2 3 4 5） | | |
	第二轮支持率	第二轮您的选择结果	第三轮您的选择	第二轮的平均评分	第二轮您的选择结果	第三轮您的选择
政府部门	16/16			4.85		
社区	16/16			3.75		
老年人体育组织	16/16			3.15		
老年人志愿者团体	16/16			2.08		
企业	16/16			2.15		

家庭成员	16/16			3.62		
老年人	16/16			4.15		
舆论媒体	15/16			2.85		
医疗机构	15/16			2.08		
保险公司	15/16			1.80		
利益相关者候选项	米切尔评分（低）1→5（高）					
	合理性（１２３４５）			紧急性（１２３４５）		
	第二轮的平均评分	第二轮您的选择结果	第三轮您的选择	第二轮的平均评分	第二轮您的选择结果	第三轮您的选择
政府部门	4.46			4.54		
社区	4.08			4.00		
老年人体育组织	4.15			3.69		
老年人志愿者团体	3.46			3.08		
企业	3.23			3.15		
家庭成员	4.69			3.92		
老年人	4.54			4.38		
舆论媒体	3.50			3.38		
医疗机构	3.08			2.20		
保险公司	3.92			2.77		

请在下面表格空白处填入您认为应该添加的老年人体育健康促进的利益相关者：

您认为上述利益相关者的分类是否恰当，如不恰当，请给出改进意见：

参考文献

一　中文译著

［美］埃莉诺·奥斯特罗姆：《公共事务的治理之道——集体行动制度的演进》，余逊达等译，生活·读书·新知三联书店 2000 年版。

［美］埃莉诺·奥斯特罗姆：《公共事物的治理之道：集体行动制度的演进》，余逊达译，上海译文出版社 2012 年版。

［美］昂格尔：《现代社会中的法律》，吴玉章译，译林出版社 2001 年版。

［美］加布里埃尔·阿尔蒙德：《比较政治学：体系、过程和政策》，曹沛霖译，东方出版社 2007 年版。

［美］罗伯特·阿格拉诺夫：《协作性公共管理：地方政府新战略》，李玲玲等译，北京大学出版社 2007 年版。

［美］曼瑟尔·奥尔森：《集体行动的逻辑》，陈郁译，上海三联书店 2014 年版。

［法］皮埃尔·布迪厄：《实践感》，蒋梓骅译，译林出版社 2012 年版。

［法］皮埃尔·布迪厄、华康德：《实践与反思——反思社会学导引》，李猛译，中央编译出版社 1998 年版。

［美］艾尔·巴比：《社会研究方法》第十版，邱泽奇译，华夏出版社 2005 年版。

［美］盖伊·彼得斯：《政府未来的治理模式》，吴爱明等译，中国人民大

学出版社 2001 年版。

［美］塞缪尔·鲍尔斯：《合作的物种：人类的互惠性及其演化》，张弘译，
浙江大学出版社 2015 年版。

［法］马塞尔·德吕勒：《健康与社会：健康问题的社会塑造》，王鲲译，
译林出版社 2009 年版。

［美］多纳休、泽克豪泽：《合作：激变时代的合作治理》，泽克豪译，中
国政法大学出版社 2015 年版。

［美］贾雷德·戴蒙德：《枪炮、病菌与钢铁：人类社会的命运》，谢延光
译，上海译文出版社 2016 年版。

［美］约翰·多纳休、理查德·泽豪克泽：《合作：激变时代的合作治理》，
徐维译，中国政法大学出版社 2015 年版。

［德］弗里德里希：《李斯特：政治经济学的国民体系》，陈万煦译，商务
印书馆 1997 年版。

［法］埃哈尔·费埃德伯格：《权力与规则：组织行动的动力》，张月译，
上海三联书店 2008 年版。

［美］爱德华·弗里曼：《利益相关者理论现状与展望》，盛亚、李靖华译，
知识产权出版社 2013 年版。

［美］爱德华·弗里曼：《利益相关者理论现状与展望》，盛亚等译，知识
产权出版社 2013 年版。

［美］爱德华·弗里曼：《战略管理——利益相关者方法》，王彦华等译，
上海译文出版社 2006 年版。

［美］福克斯、米勒：《后现代公共行政——话语指向》，楚艳红、曹沁颖、
吴巧林译，中国人民大学出版社 2002 年版。

［美］乔治·弗里德里克森：《公共行政的精神》，张成福译，中国人民大
学出版社 2003 年版。

［英］弗里德里希·冯·哈耶克：《自由秩序原理》（上），邓正来译，三联
书店 1997 年版。

［法］让-皮埃尔·戈丹：《何谓治理》，钟震宇译，社会科学文献出版社
2010 年版。

［美］拜伦·古德：《医学、理性与经验：一个人类学的视角》，吕文江译，北京大学出版社 2010 年版。

［美］斯蒂芬·戈德史密斯、威廉·艾格斯：《网络化治理：公共部门的新形态》，孙迎春译，北京大学出版社 2008 年版。

［德］赫尔曼·哈肯：《协同学——大自然构成的奥秘》，凌复华译，译文出版社 2005 年版。

［德］尤尔根·哈贝马斯：《公共领域的结构转型》，曹卫东等译，学林出版社 1999 年版。

［法］霍尔巴赫：《自然政治论》，陈太先译，商务印书馆 1989 年版。

［美］汉密尔顿、麦迪逊等：《联邦党人文集》，程逢如译，商务印书馆 1987 年版。

［美］塞缪尔·亨廷顿：《变化社会中的政治秩序》，王冠华译，生活·读书·新知三联书店 2008 年版。

［日］河内一郎：《社会资本与健康》，王培刚译，社会科学文献出版社 2016 年版。

［英］安东尼·吉登斯：《社会学》第七版，赵旭东译，北京大学出版社 2015 年版。

［英］弗里德里希·冯·哈耶克：《法律、立法与自由》第二、三卷，邓正来译，中国大百科全书出版社 2000 年版。

［法］皮埃尔·卡蓝默：《破碎的民主：试论治理的革命》，高凌翰译，生活·读书·新知三联书店 2005 年版。

［美］威廉·考克汉姆：《医学社会学》第11 版，高永平译，中国人民大学出版社 2012 年版。

［法］卢梭：《社会契约论》，何兆武译，商务印书馆 1980 年版。

［美］罗尔斯：《正义论》，何怀宏译，中国社会科学出版社 1998 年版。

［美］欧文·罗特曼：《健康促进评价——原则与展望》，毛群安等译，中国协和医科大学出版社 2013 年版。

［英］丹尼斯·罗伊德：《法律的理念》，张茂伯译，新星出版社 2005 年版。

［英］密尔：《论自由》，程崇华译，商务印书馆1982年版。

［美］道格拉斯·诺斯：《制度、制度变迁和经济绩效》，杭行译，格致出版社、上海三联书店、上海人民出版社2008年版。

［美］罗伯特·诺奇克：《无政府、国家和乌托邦》，姚大志译，中国社会科学出版社2008年版。

［英］罗伯特·帕特南：《使民主运转起来》，王列译，江西人民出版社2001年版。

［英］潘恩：《潘恩选集》，马清槐译，商务印书馆1981年版。

［美］莱斯特·萨拉蒙：《政府工具：新治理指南》，肖娜译，北京大学出版社2016年版。

［美］桑内特：《公共人的衰落》，李继红译，译文出版社2008年版。

［美］亚瑟·斯密斯：《中国人德行》，张梦阳译，新世界出版社2005年版。

［德］斐迪南·滕尼斯：《共同体与社会——纯粹社会学的基本概念》，林荣远译，北京大学出版社2010年版。

［法］涂尔干：《社会学方法的准则》，狄玉明译，商务印书馆1995年版。

［法］托克维尔：《论美国的民主》（上卷），董果良译，商务印书馆1988年版。

［美］杰瑞·托马斯：《体力活动研究方法》第六版，李红娟译，北京体育大学出版社2016年版。

［日］藤田孝典：《下游老人》，褚以炜译，中信出版社2017年版。

［英］泰勒：《人类学——人及其文化研究》，连树生译，桂林：广西师范大学出版社2004年版。

［美］查尔斯·沃尔夫：《市场或政府——权衡两种不完善的选择》，谢旭译，中国发展出版社1994年版。

［古希腊］亚里士多德：《尼各马可伦理学》，廖申白译，商务印书馆2003年版。

［美］戴维·伊斯顿：《政治生活的系统分析》，王浦劬译，华夏出版社1999年版。

二　中文著作

张林江：《社会治理十二讲》，社会科学文献出版社 2015 年版。

曾光：《现代流行病学方法与应用》，北京医科大学/中国协和医科大学联合出版社 1996 年版。

陈勤：《简明美国史》，云南人民出版社 2017 年版。

仇军：《西方体育社会学：理论、视点、方法》，清华大学出版社 2010 年版。

丁元竹：《中国志愿服务研究》，北京大学出版社 2007 年版。

杜明斗：《代谢综合征体力活动不足病因论》，浙江大学出版社 2015 年版。

费孝通：《江村经济》，上海人民出版社 2006 年版。

风笑天：《社会研究方法》第四版，中国人民大学出版社 2013 年版。

高宣扬：《当代法国思想五十年》（下），中国人民大学出版社 2005 年版。

龚群：《新加坡公民道德教育研究》，首都师范大学出版社，2007 年版。

国家体育总局：《改革开放 30 年中国体育》，人民体育出版社 2008 年版。

国家卫生计生委：《健康中国 2030 热点问题专家谈》，中国人口出版社 2016 年版。

何显明、吴兴智：《大转型：开放社会秩序的生成逻辑》，学林出版社 2012 年版。

何增科：《公民社会与第三部门》，社会科学文献出版社 2000 年版。

洪远朋：《利益关系总论——新时期我国社会利益关系发展变化研究的总报告》，复旦大学出版社 2011 年版。

侯健：《利益表达与公权行为——公民如何影响国家》，复旦大学出版社 2015 年版。

胡鞍钢：《大国战略——国家利益与使命》，辽宁人民出版社 2000 年版。

胡鞍钢：《转型与稳定：中国如何长治久安》，人民出版社 2005 年版。

胡迟：《利益相关者激励——理论、方法、案例》，经济管理出版社 2003 年版。

胡俊峰：《当代健康教育与健康促进》，人民卫生出版社 2005 年版。

胡宁生：《现代公共政策研究》，中国社会科学出版社 2000 年版。

胡群英：《社会共同体的公共性建构》，知识产权出版社 2013 年版。

黄洁萍：《社会经济地位对健康的影响机理分析》，经济科学出版社 2014
　　年版。

江泽民：《江泽民文选》第二卷，人民出版社 2006 年版。

李红娟：《体力活动与健康促进》，北京体育大学出版社 2012 年版。

李景鹏：《中国政治发展的理论研究纲要》，黑龙江人民出版社 2000：
　　年版。

李侃如：《治理中国：从革命到改革》，中国社会科学出版社 2010 年版。

李文钊：《国家、市场与多中心：中国政府改革的逻辑基础和实证分析》，
　　社会科学文献出版社 2011 年版。

林尚立：《国内政府间关系》，浙江人民出版社 1998 年版。

刘长喜：《企业社会责任与可持续发展研究——基于利益相关者和社会契
　　约的视角》，上海财经大学出版社 2009 年版。

陆学艺：《当代中国社会阶层研究报告》，社会科学文献出版社 2002 年版。

吕增奎：《民主的长征：海外学者论中国政治发展》，中央编译出版社
　　2011 年版。

马庆钰：《社会组织能力建设》，中国社会出版社 2011 年版。

马学理：《中国社区建设发展之路》，红旗出版社 2001 年版。

彭华民：《西方社会福利理论前沿——论国家、社会、体制与政策》，中国
　　社会出版社 2009 年版。

全国老龄工作委员会办公室：《国外涉老政策概览》，华龄出版社 2010
　　年版。

上官洒瑞：《现代社会的政治信任逻辑》，上海人民出版社 2012 年版。

世界卫生组织：《积极老龄化政策框架》，华龄出版社 2003 年版。

孙立平：《转型与断裂：改革以来中国社会结构的变迁》，清华大学出版社
　　2004 年版。

陶希东：《共建共享：论社会治理》，上海人民出版社 2017 年版。

国家体委政策研究室，《体育运动文件汇编（1949—1981）》，人民体育出

版社 1989 年版。

万建华：《利益相关者管理》，海天出版社 1998 年版。

王俊：《老年人健康的跨学科研究——从自然科学到社会科学》，北京大学
　　出版社 2011 年版。

王浦劬：《政治学基础》，北京大学出版社 2004 年版。

王伟光：《利益论》，中国社会科学出版社 2010 年版。

王振海：《社会组织发展与国家治理现代化》，人民出版社 2015。

萧新煌、林国明：《台湾的社会福利运动》，巨流图书公司 2000 年版。

谢海军：《"无直接利益冲突"生成逻辑及社会治理》，社会科学文献出版
　　社 2015 年版。

姚洋：《制度与效率：与诺斯对话》，四川人民出版社 2002 年版。

俞可平：《论国家治理现代化》，社会科学文献出版社 2014 年版。

俞可平：《治理与善治》，社会科学文献出版社 2000 年版。

袁芳：《社会研究方法教程》，北京大学出版社 1997 年版。

翟学伟：《中国人行动的逻辑》，生活·读书·新知三联书店 2017 年版。

张驰：《应用统计与计算》，电子科技大学出版社 2008 年版。

张康之、张乾友：《共同体的进化》，中国社会科学出版社 2012 年版。

张康之：《合作的社会及其治理》，上海人民出版社 2014 年版。

张维迎：《博弈与社会》，北京大学出版社 2013 年版。

张昕：《转型中国的治理与发展》，中国人民大学出版社 2005 年版。

张翼：《当代中国社会结构变迁与社会治理》，经济管理出版社 2016 年版。

中国群众体育现状调查课题组：《中国群众体育现状调查与研究》，北京体
　　育大学出版社 1998 年版。

周红云：《社会治理》，中央编译出版社 2015 年版。

周晓虹：《中国体验：全球化、社会转型与中国人社会心态的嬗变》，社会
　　科学文献出版社 2017 年版。

周雪光：《组织社会学十讲》，社会科学文献出版社 2003 年版。

周振超：《当代中国政府"条块关系"研究》，天津人民出版社 2008 年版。

三 中文论文

曹振波、陈佩杰、庄洁、刘阳、王琳、韩甲：《发达国家体育健康政策发展及对健康中国的启示》，《体育科学》2017 年第 5 期。

曾鸣：《我国体育事业投入与经济增长的关系研究》，《统计与决策》2013 年第 22 期。

陈存志、刘苹：《大型体育赛事利益相关者管理理论及其框架构建》，《武汉体育学院学报》2011 年第 4 期。

陈剑平、盛亚：《基于利益相关者视角的创新政策研究：规范、描述与工具》，《科技进步与对策》2014 年第 18 期。

陈娟娟、祝建兵：《公共行政领域的公共精神：内涵、价值及其培育》，《江西行政学院学报》2006 年第 1 期。

陈心广、王培刚：《中国社会变迁与国民健康动态变化》，《中国人口科学》2014 年第 2 期。

褚松燕：《论公共精神》，《探索与争鸣》2012 年第 1 期。

戴红磊、于文谦：《国家治理视角下体育社会组织的治理》，《体育学刊》2017 年第 5 期。

戴健、张盛、唐炎、郭修金、马志和：《治理语境下公共体育服务制度创新的价值导向与路径选择》，《体育科学》2015 年第 11 期。

戴健、郑家鲲：《我国公共体育服务体系研究述评》，《上海体育学院学报》2013 年第 1 期。

戴素果：《健康中国理念下老年健康促进的体医深度融合路径》，《广州体育学院学报》2017 年第 3 期。

董如豹：《Healthy People 2020 身体活动内容的演变对我国全民健身规划的启示》，《体育科学》2014 年第 5 期。

范明林：《非政府组织与政府的互动关系——基于法团主义和市民社会视角的比较个案研究》，《社会学研究》2010 年第 3 期。

高海虹：《政府购买社会组织服务的利益相关者分析》，《理论探讨》2014 年第 1 期。

高艺惠：《公共利益：现代行政强制的逻辑起点——以责任行政的伦理精神为视域》，《行政论坛》2007 年第 5 期。

[英] 格里·斯托克、华夏风：《作为理论的治理：五个论点》，《国际社会科学杂志》（中文版）1999 年第 1 期。

郭建军：《健康中国建设中体育与医疗对接的研究与建议》，《慢性病学杂志》2016 年第 10 期。

韩真、张春满：《在全球化环境下重新定义和测量权力》，《社会科学》2014 年第 6 期。

郝晓宁、胡鞍钢：《中国人口老龄化：健康不安全及应对政策》，《中国人口·资源与环境》2010 年第 3 期。

何国民、沈克印：《体育事业投入与经济发展水平协整分析》，《体育科学》2012 年第 6 期。

何影：《利益共享的政治学解析》，《学习与探索》2010 年第 5 期。

侯海波：《德国大众体育发展现状及成功经验探析》，《山东体育科技》2014 年第 4 期。

胡鞍钢、方旭东：《全民健身国家战略：内涵与发展思路》，《体育科学》2016 年第 3 期。

胡北明、雷蓉：《遗产旅游地核心利益相关者利益诉求研究——以世界遗产地九寨沟为例》，《四川理工学院学报》（社会科学版）2014 年第 4 期。

胡琳琳、胡鞍钢：《中国如何构建老年健康保障体系》，《南京大学学报》（哲学人文科学社会科学版）2008 年第 6 期。

黄闯：《利益共享：新时代社会养老服务优化发展的路径选择》，《无锡商业职业技术学院学报》2018 年第 4 期。

黄静婧：《完善利益表达机制与构建和谐社会》，《前沿》2007 年第 5 期。

贾生华、陈宏辉：《利益相关者的界定方法述评》，《外国经济与管理》2002 年第 5 期。

姜熙：《加拿大〈国家身体健康法〉和〈健康与业余体育法〉研究及启示》，《成都体育学院学报》2015 年第 1 期。

金太军、鹿斌：《协同治理生成逻辑的反思与调整》，《行政论坛》2016 年第 5 期。

李捷、王凯珍：《日本老年人体育活动现状研究》，《体育文化导刊》2014 年第 8 期。

李可基、张宝慧：《国际组织和各国政府关于运动促进健康政策及措施的分析与比较》，《体育科学》2003 年第 1 期。

李维安、王世权：《利益相关者治理理论研究脉络及其进展探析》，《外国经济与管理》2007 第 4 期。

李文川：《身体活动干预与老年人健康促进研究进展》，《中国体育科技》2010 年第 6 期。

李洋：《利益相关者理论的动态发展与启示》，《现代财经》2004 年第 7 期。

李宇星、周德书：《中国加拿大老年体育比较研究》，《体育文化导刊》2014 年第 4 期。

梁勤超、李源、石振国：《"广场舞扰民"的深层原因及其治理》，《北京体育大学学报》2016 年第 1 期。

刘国永：《实施全民健身战略，推进健康中国建设》，《体育科学》2016 年第 12 期。

刘洪涛、刘献国：《新时期我国老年体育政策执行中的问题及应对策略》，《南京体育学院学报》（社会科学版）2016 年第 3 期。

刘琪：《联合国发表多项议题，关注世界人口老龄化问题》，《上海城市管理》2017 年第 5 期。

刘伟忠：《我国协同治理理论研究的现状与趋向》，《城市问题》2012 年第 5 期。

柳鸣毅：《健康中国背景下全民健身公共政策分析》，《中国体育科技》2017 年第 1 期。

龙佳怀、刘玉：《健康中国建设背景下全民科学健身的实然与应然》，《体育科学》2017 年第 6 期。

罗滌、李颖：《高校大学生志愿者亲社会价值取向现状及引导》，《思想教育研究》2013 年第 12 期。

吕东旭：《体育健康促进在建设健康城市中的作用研究》，《北京体育大学学报》2009 年第 7 期。

任慧涛：《体育治理：英国经验与中国镜鉴——伊恩·亨利教授学术访谈录》，《体育与科学》2015 年第 1 期。

沈克印：《政府与体育社会组织协同治理的地方实践与推进策略——以常州市政府购买公共体育服务为例》，《武汉体育学院学报》2017 年第 1 期。

史小强、戴健：《北欧大众体育治理透视：制度环境、核心理念与运行机制——兼论对我国群众体育治理改革的启示》，《天津体育学院学报》2016 年第 3 期。

舒宗礼：《有效的市场与有为的政府：公共体育资源优化配置的关键》，《成都体育学院学报》2015 年第 6 期。

唐刚、彭英：《多元主体参与公共体育服务治理的协同机制研究》，《体育科学》2016 年第 3 期。

唐立慧、郇昌店、唐立成：《我国体育健康促进研究述评》，《天津体育学院学报》2010 年第 3 期。

田培杰：《协同治理概念考辨》，《上海大学学报》（社会科学版）2014 年第 1 期。

田玉麒：《制度形式、关系结构与决策过程：协同治理的本质属性论析》，《社会科学战线》2018 年第 1 期。

汪流、王凯珍：《"国家在场"的中国老年体育：回顾与思考》，《武汉体育学院学报》2015 年第 7 期。

汪流：《老年体育的"组织化"管理：讨论与思考》，《西安体育学院学报》2016 年第 3 期。

汪文奇、金涛、冯岩：《新时代体育社会组织参与体育治理的机遇、困境与策略行动》，《武汉体育学院学报》2018 年第 11 期。

汪晓赞、郭强、金燕、李有强、吴红权、季浏：《中国青少年体育健康促进的理论溯源与框架构建》，《体育科学》2014 年第 3 期。

王磊、司虎克、张业安：《以奥运战略引领大众体育发展的实践与启

示——基于伦敦奥运会英国体育政策的思考》，《体育科学》2013 年
第 6 期。

王浦劬：《国家治理、政府治理和社会治理的含义及其相互关系》，《国家
行政学院学报》2014 年第 3 期。

王诗宗、宋程成：《独立抑或自主：中国社会组织特征问题重思》，《中国
社会科学》2013 年第 5 期。

王晓巍、陈慧：《基于利益相关者的企业社会责任与企业价值关系研究》，
《管理科学》2011 年第 6 期。

王竹泉、杜媛：《利益相关者视角的企业形成逻辑与企业边界分析》，《中
国工业经济》2012 年第 3 期。

翁雪、郑广怀：《批判、自主与多元——台湾社会工作教育的发展及其对
大陆的启示》，《开放时代》2011 年第 6 期。

吴飞、张锐、郑晓瑛：《德国体育俱乐部志愿者体系及启示》，《体育与科
学》2017 年第 5 期。

夏锦文：《共建共治共享的社会治理格局：理论构建与实践探索》，《江苏
社会科学》2018 年第 3 期。

谢亚龙：《论社会主义初级阶段我国体育事业发展的竞技优先原则》，《体
育科学》1989 年第 1 期。

谢泽宪：《多元化的北欧老年人服务》，《社会》2000 年第 7 期。

熊禄全、张玲燕、孔庆波：《农村公共体育服务供给侧改革治理的内在需
求与路径导向》，《体育科学》2018 年第 4 期。

徐昌洪：《社区居民委员会行政化及其治理研究》，《社会主义研究》2014
年第 1 期。

杨华锋：《协同治理的行动者结构及其动力机制》，《学海》2014 第 5 期。

杨桦：《论体育治理体系的价值目标》，《北京体育大学学报》2016 年第
1 期。

杨越：《"人口红利窗口期关闭阶段"的中国体育发展战略研究》，《体育
科学》2011 年第 1 期。

杨越：《体育强国：未来 10 年中国社会经济发展对体育事业的需求》，《体

育科学》2010 年第 3 期。

于洪军、仇军：《身体活动经济性专题研究述评》，《北京体育大学学报》
    2016 年第 8 期。

张方华：《经济转型时期利益结构分化对政治稳定的影响》，《探索》2000
    年第 6 期。

张康之：《论主体多元化条件下的社会治理》，《中国人民大学学报》2014
    年第 2 期。

张佩、毛茜：《寿险业介入养老产业的现实障碍与路径选择》，《金融理论
    与实践》2013 年第 11 期。

张琴、易剑东：《体育治理结构的域外经验与中国镜鉴》，《体育学刊》2017
    年第 5 期。

张细谦：《健康促进与小康社会体育的发展》，《体育与科学》2006 第
    1 期。

张宗豪、王文军、陈根福：《日本的健康促进运动对我们的启示》，《体育
    学刊》2006 第 6 期。

赵孟营：《治理主体意识：现代社会治理的技术基础》，《中国特色社会主
    义研究》2015 年第 3 期。

赵云：《公立医院改革中公益性和积极性均衡的客观必然与实现路径》，
    《中国医院管理》2011 年第 3 期。

周国文：《社会契约中的公民伦理——卢梭〈社会契约论〉中的公民伦理
    思想》，《重庆社会科学》2006 年第 3 期。

周生旺、张翠梅、孙庆祝：《体育社会组织的复杂性治理模式与路径选
    择》，《天津体育学院学报》2017 年第 2 期。

周雪光：《西方社会学关于中国组织与制度变迁研究状况述评》，《社会学
    研究》1999 年第 4 期。

朱正清：《马克思的供求理论与价格理论》，《当代经济研究》1997 年第
    3 期。

邹志仁：《中文社会科学引文索引（CSSCI）之研制、意义与功能》，《南
    京大学学报》（哲学人文科学社会科学版）2000 年第 4 期。

四 英文专著

Achenbaum, Andrew W. , *Shades of Gray：Old Age, American Values, and Federal Policies since 1920*, Boston：Little Brown and Company,1983.

Administration on Aging, *Investments in Change：Enhancing the Health and Independence of Older Adults*, Washington D. C. ：AOA Publication, 2008.

Chris Huxham, Siv Vangen, *Managing to Collaborate：The Theory and Practice of Collaborative Advantage*, New York：Routledge, 2005.

Dosb, *Voluntary Positions and Voluntary Involvement in Sport*, German Olympic Sports Confederation, 2015.

Educaion, Welfare, Publig Health Service, *Healthy People：the Surgeon General's Report on Health Promotion and Disease Prevention*, Washington D. C. ：DHEW Publication, 1979.

Emerson,Kirk, Nabatchi,Tina, *Collaborative Governance Regimes*, Washington, D. C. ：Georgetown University Press,2015.

Gray,Barbara, *Collaborating：Finding Common Ground for Multipart Problems*, San Francisco：Jossey−Bass,1989.

John, D. ,Donahue, Richard J. , *Zeckhauser, Collaborative Governance：Private Roles for Public Goals in Turbulent Times*, New Jersey：Princeton University Press,2011.

Luhmann,N. , *Introduction to Systems Theory*, Cambridge and Maiden：Polity Press, 2013.

National Blueprint Office, *Strategic Priorities for Increasing Physical Activity Among Adults Age 50 and Older*, Illinois：Human Kinetics, Inc. , 2002.

Newsman, *President's Council on Physical Fitness and Sports Newsletter*, Washington D. C. ：President's Council on Physical Fitness and Sports Publication, 1976.

Russell,Bertrand, *Power：A New Social Analysis*, London：George Allen & Unwin Ltd. ,1938.

Robinson, L., *Managing Public Sport and Leisure Services*, London: Routledge, 2004.

Robertson, Terry, *Foundation of Therapeutic Recreation*, 4th Edition, Human Kinetics, 2010.

Tokarski, W., *Two Players—— One Goal? Sport in the European Union*, Aachen: Meyer & Meyer, 2004.

U. S. Department of Health and Human Services, Public Health Service, *Healthy People 2000: National Health Promotion and Disease Prevention Objectives*, Washington D. C. : DHEW Publication, 1990.

U. S. Department of Health and Human Services, Public Health Service, Healthy people 2010: National Health Promotion Objectives, Washington D. C. : DHEW Publication, 2000.

U. S. Department of Health and Human Services, Public Health Service, Healthy People 2020: National Health Promotion Objectives, Washington D. C. : DHEW Publication, 2010.

U. S. Department of Health and Human Services, Public Health Service, Promoting Health/Preventing Disease: Objectives for the Nation, Washington D. C. : DHEW Publication, 1980.

Weber, Max, *Economy and Society: An Outline of Interpretive Sociology*, New York: Bedminister Press, 1968.

West, J. , Fitness, Sport and the Canadian Government, Ottawa: Fitness and Amateur Sport Branch, 1973.

Wolfenden, J. , Allen, G. C. , Clarke, E. B. , et al, Sports & the Community: The report of the Wolfenden Committee on Sport, London: The Central Council of Physical Recreation, 1960.

五 英文论文

Ahmed, H. M. , Blaha, M. J. , Nasir, K. , et al. , "Effects of Physical Activity on Cardiovascular Disease", *American Journal of Cardiology*, Vol. 109, No. 2, 2012.

Aijo, M. , Kauppinen, M. , Kujala, U. M. , et al. , "Physical Activity, Fitness, and All-cause Mortality: An 18-Year Follow-up among Old People", *Journal of Sport and Health Science*, Vol. 5, No. 4, 2016.

Albuquerque, T. I. , Sa, R. M. , Araujo, J. L. , "Perspectives and Challenges of the 'New' National Health Promotion Policy: to Which Political Arena does Management Point?" *Ciencia & Saude Coletiva*, Vol. 21, No. 6, 2016.

Baceviien, Lukien, Bernotien, et al. , "Estimation of All-Cause and Cardiovascular Mortality Risk in Relation to Leisure-Time Physical Activity: A Cohort Study", *Medicina*, Vol. 48, No. 12, 2012.

Bardach, S. H. , Schoenberg, N. E. , "The Content of Diet and Physical Activity Consultations with Older Adults in Primary Care", Patient Education and Counseling, Vol. 95, No. 3, 2014.

Beelmann, A. , Pfost, M. , Schmitt, C. , "Prevention and Health Promotion in Children and Adolescents: A Meta-Analysis of German-Ianguage Effectiveness Research ", *Zeitschrift Fur Gesundheitspsychologie*, Vol. 22, No. 1, 2014.

Bolz, D. , "Creating Places for Sport in Interwar Europe: A Comparison of the Provision of Sports Venues in Italy, Germany and England", *International Journal of The History of Sport*, Vol. 29, No. 14, 2012.

Bouchard, C. , "Genetics and Health Benefits Associated with Physical Activity", *American Journal of Human Biology*, Vol. 19, No. 2, 2007.

Bouchard, C. , "Physical Activity and Health: Introduction to the Dose - Response Symposium", *Medicine and Science in Sports and Exercise*, Vol. 33, No. 6, 2001.

Cabrera, C. , Artacho, R. , Gimenez, R. , " Beneficial Effects of Green Tea - A review", *Journal of The American College of Nutrition*, Vol. 25, No. 2, 2006.

Campbell, M. K. , Hudson, M. A. , et al. , "Church-Based Health Promotion Interventions: Evidence and Lessons Learned", *Annual Review of Public Health*, Vol. 28, 2007.

Carroll, A. B. , "Eflections on Stakeholder Theory", *Business and Soeiety*, Vol. 33, No. 1,1994.

Castrogiovanni, P. , Trovato, F. M. , Szychlinska, M. A. , et al. , "The Importance of Physical Activity in Osteoporosis: From the Molecular Pathways to the Clinical Evidence", *Histology and Histopathology*, Vol. 31, No. 11, 2016.

Clarkson, M. , "A Stakeholder Framework for Analyzing and Evaluating Corporate Social Performance", *Academy of Management Review*, No. 1,1995.

Cushing, C. C. , Brannon, E. E. , Suorsa, K. I. , et al. , "Systematic Review and Meta-Analysis of Health Promotion Interventions for Children and Adolescents Using an Ecological Framework", *Journal of Pediatric Psychology*, Vol. 39, No. 8, 2014.

Dahl, S. , Golenia, M. , Netz, Y. , et al. , "A Two-Staged International Feasibility Study of a Health Promotion Program for Older Adults Focusing on Physical Activity, Mental Wellbeing, and Nutrition", *Journal of Aging and Physical Activity*, Vol. 24, 2016.

De Leeuw, E. , Clavier, C. , Breton, E. , "Health Policy - Why Research It and How: Health Political Science", *Health Research Policy and Systems*, Vol. 12, No. 1, 2014.

Dishman, R. K. , Motl, R. W. , Saunders, R. , et al. , "Enjoyment Mediates Effects of a School-Based Physical-Activity Intervention", *Medicine And Science in Sports and Exercise*, Vol. 37, No. 3, 2005.

Dunsky, A. , Zach, S. , Zeev, A. , et al. , "Level of Physical Activity and Anthropometric Characteristics in Old Age: Results from a National Health Survey", *European Review of Aging and Physical Activity*, Vol. 11, No. 2, 2014.

Earle-Richardson, G. , Scribani, M. , Wyckoff, L. , et al. , "Community Views and Public Health Priority Setting: How Do Health Department Priorities, Community Views, and Health Indicator Data Compare?" *Health Promotion Practice*, Vol. 16, No. 1, 2015.

Estany, "Cardiovascular Diseases and Physical Activity: Recommendations for

Primary Health Care in Cuba", *Corsalud*, Vol. 8, No. 3, 2016.

Francesconi, C., Lackinger, C., Weitgasser, R., et al., "Physical Activity and Exercise Training in the Prevention and Therapy of Type 2 Diabetes Mellitus", *Wiener Klinische Wochenschrift*, Vol. 128, No. 2, 2016.

Furtado, M. A., Szapiro, A. M., "National Health Promotion Policy the Dilemmas of Autonomy", *Saude E Sociedade*, Vol. 25, No. 2, 2016.

Ghafari, M., Mohammadian, M., Valipour, A. A., et al., "Physical Activity and Colorectal Cancer", *Iranian Journal of Public Health*, Vol. 45, No. 12, 2016.

Grant, T. S., Timothy, W. N., Canton, J., et al., "Strategy for Assessing and Managing Organizational Stakeholders", *Academy of Management Executive*, Vol. 5, No. 2, 1991.

Hallal, P. C., Victora, C. G., Azevedo, M. R., et al., "Adolescent Physical Activity and Health: A Systematic Review", *Sports Medicine*, Vol. 36, No. 12, 2006.

Hamasaki, H., "Daily Physical Activity and Type 2 Diabetes: A Review", *World Journal of Diabetes*, Vol. 7, No. 12, 2016.

Harris, K. C., Kuramoto, L. K., Schulzer, M., et al., "Effect of School-Based Physical Activity Interventions on Body Mass Index in Children: A Meta-Analysis", *Canadian Medical Association Journal*, Vol. 180, No. 7, 2009.

Horge, M., Craciun, C., Tripon, S., et al., "Moderate Physical Activity Improves Rat Bone Ultrastructure in Experimental Osteoporosis", *Acta Endocrinologica-Bucharest*, Vol. 12, No. 4, 2016.

Hussein, G., Sankawa, U., Goto, H., et al., "Astaxanthin, A Carotenoid with Potential in Human Health and Nutrition", *Journal of Natural Products*, Vol. 69, No. 3, 2006.

James, Jacob, Armstrong, et al., "Quality Assessment of Osteoporosis Clinical Practice Guidelines for Physical Activity and Safe movement: an AGREE II Appraisal", *Archives of Osteoporosis*, Vol. 11, No. 1, 2016.

Johnson-Shelton, D. , Moreno-Black, G. , Evers, C. , et al. , "A Community-Based Participatory Research Approach for Preventing Childhood Obesity: The Communities and Schools Together Project", *Progress in Community Health Partnerships-Research Education And Action*, Vol. 9, No. 3, 2015.

Kesaniemi, Y. A. , Danforth, E. , Jensen, M. , et al. , "Dose-Response Issues Concerning Physical Activity and Health: An Evidence-Based Symposium", *Medicine and Science in Sports and Exercise*, Vol. 33, No. 6, 2001.

Keum, N. , Ju, W. , Lee, D. H. , et al. , "Leisure-Time Physical Activity and Endometrial Cancer Risk: Dose-Response Meta-Analysis of Epidemiological Studies", *International Journal of Cancer*, Vol. 135, No. 3, 2014.

Khan, N. , Mukhtar, H. , "Tea Polyphenols for Health Promotion", *Life Sciences*, Vol. 81, No. 7, 2007.

Kokkinos, P. , "Physical Activity, Health Benefits and Mortality Risk", *Isrn Cardiology*, No. 10, 2012.

Kushi, L. H. , Byers, T. , Doyle C. , et al. , "American Cancer Society Guidelines on Nutrition and Physical Activity for Cancer Prevention: Reducing the Risk of Cancer with Healthy Food Choices and Physical Activity", *Ca-A Cancer Journal for Clinicians*, Vol. 56, No. 5, 2006.

Lakka, T. A. , Bouchard, C. , "Genetics, Physical Activity, Fitness and Health: What Does the Future Hold?" *Journal of The Royal Society for The Promotion of Health*, Vol. 124, No. 1, 2004.

Lood, Q. , Haggblom-Kronlof, G. , Dahlin-Ivanoff, S. , "Health Promotion Programme Design and Efficacy in Relation to Ageing Persons with Culturally and Linguistically Diverse Backgrounds: A Systematic Literature Review and Meta-Analysis", *BMC Health Services Research*, Vol. 15, No. 1, 2015.

Luoma-Aho, V. , Paloviita, A. , "Actor-Networking Stakeholder Theory for Today's Corporate Communications", Corporate Communications: *An International Journal*, Vol. 15, No. 1, 2010.

Mahler, M. , Sarvimaki, A. , Clanc, A. , et al. , "Home as a Health Promotion

Setting for Older Adults", *Scandinavian Journal of Public Health*, Vol. 42, No. 15, 2014.

Malta, D. C. , Neto, M. O. ,Silva, M. M. , et al. , "National Health Promotion Policy(PNPS): Chapters of A journey Still Under Construction", *Ciencia & Saude Coletiva*, Vol. 21, No. 6, 2016.

McNeill, L. H. , Kreuter, M. W. , Subramanian, S. V. , "Social Environment and Physical Activity: A Review of Concepts and Evidence", *Social Science & Medicine*, Vol. ,63, No. 4, 2006.

Michael, P. , Donnell, O. , "Definition of Health Promotion: Embracing Passion, Enhancing Motivation, Recognizing Dynamic Balance, and Creating Opportunities", *Am J Health Promotion*, Vol. 24, No. 1, 2009.

Michael, P. , Donnell, O. , "The Face of Wellness: Aspirational Vision of Health, Renewing Health Behavior Change Process and Balanced Portfolio Approach to Planning Change Strategies", *Am J Health Promotion*, Vol. 23, No. 2, 2008.

Ortega, F. B. , Ruiz, J. R. , Castillo, M. J. , et al. , "Physical Fitness in Childhood and Adolescence: A Powerful Marker of Health", *International Journal of Obesity*, Vol. 32, No. 1, 2008.

Patel, V. , Flisher, A. J. , Nikapota, A. , et al. , "Promoting Child and Adolescent Mental Health in Low− and Middle−Income Countries", *Journal of Child Psychology and Psychiatry*, Vol. 49, No. 3, 2008.

Penedo, F. J. , Dahn, J. R. , "Exercise and Well−Heing: A Review of Mental and Physical Health Benefits Associated with Physical Activity", *Current Opinion in Psychiatry*, Vol. 18, No. 2, 2007.

Petosa, R. L. , Silfee, V. , "Construct Validation of a Program to Increase Use of Self−Regulation for Physical Activity among Overweight and Obese Adults with Type 2 Diabetes Mellitus", *American Journal of Health Education*, Vol. 47, No. 6, 2016.

Richard, A. , Martin, B. , Wanner, M. , et al. , "Effects of Leisure−Time and

Occupational Physical Activity on Total Mortality Risk in NHANES III According to Sex, Ethnicity, Central Obesity, and Age", *Journal of Physical Activity & Health*, Vol. 12, No. 2, 2015.

Rubens, M., Ramamoorthy, V., Attonito, J., et al., "Health Promotion and Disease Prevention Strategies for Today's Physicians", *American Journal of The Medical Sciences*, Vol. 349, No. 1, 2015.

Raross, K., Troelsen, J., "Sports Facilities for All? The Financing, Distribution and Use of Sports Facilities in Scandinavian Countries", *Sport in Society*, Vol. 13, No. 4, 2010.

Shearer, N. B. C., Fleury, J., Ward, K. A., et al., "Empowerment Interventions for Older Adults", *Western Journal of Nursing Research*, Vol. 34, No. 1, 2012.

Smigielski, J., Ruszkowska, J., Piotrowski, W., et al., "The Relationship between Physical Activity Level and Selected Cardiovascular Risk Factors and Mortality of Males $\geqslant$ 50 Years in Poland: the Results of Follow-Up of Participants of National Multicentre Health Survey Wobasz", *International Journal of Occupational Medicine and Environmental Health*, Vol. 29, No. 4, 2016.

Starik, M., "Should Trees Have Managenal Standing? Toward Stakeholder Status for Non-human Nature", *Journal of Business Ethics*, 14, No. 1, 1995.

Thornton, J. S., Fremont, P., Khan, K., et al., "Physical Activity Prescription: A Critical Opportunity to Address A Modifiable Risk Factor for The Prevention and Management of Chronic Disease: A Position Statement by The Canadian Academy of Sport and Exercise Medicine", *British Journal of Sports Medicine*, Vol. 50, No. 18, 2016.

Turk, M. T., Elci, O. U., Resick, L. K., et al., "Wise Choices: Nutrition and Exercise for Older Adults A Community-Based Health Promotion Intervention", *Family & Community Health*, Vol. 39, No. 4, 2016.

Vaes, A. W., Cheung, A., Atakhorrami, M., et al., "Effect of 'Activity

Monitor-Based' Counseling on Physical Activity and Health-Related Outcomes in Patients with Chronic Diseases: A Systematic Review and Meta-Analysis", *Annals of Medicine*, Vol. 45, No. 5, 2013.

Verstraete, S. J. M., Cardon, G. M., De Clercq, D. L. R., et al., "Increasing Children's Physical Activity Levels during Recess Periods in Elementary Schools: The Effects of Providing Game Equipment", *European Journal of Public Health*, Vol. 16, No. 4, 2006.

Vuori, I. M., Lavie, C. J., Blair, S. N., "Physical Activity Promotion in the Health Care System", Mayo Clinic Proceedings, Vol. 88, No. 12, 2013.

Warburton, D. E. R., Charlesworth, S., Ivey, A., et al., "A Systematic Review of The Evidence for Canada's Physical Activity Guidelines for Adults", *International Journal of Behavioral Nutrition and Physical Activity*, Vol. 7, No. 1, 2010.

Webber, L. S., Catellier, D. J., Lytle, L. A., et al., "Promoting Physical Activity in Middle School Girls - Trial of Activity for Adolescent Girls", *American Journal of Preventive Medicine*, Vol. 34, No. 3, 2008.

Wheeler, D., Maria, S., "Including the Stakeholder: The Business Case", *Long Range Planning*, Vol. 31, No. 2, 1998.

六 学位论文

陈宏辉:《企业的利益相关者理论与实证研究》,博士学位论文,浙江大学,2003 年。

陈昕:《利益相关者利益要求识别、企业社会责任表现与企业绩效》,博士学位论文,华南理工大学,2011 年。

崔鲁祥:《中国职业体育利益相关者分析及协同治理—职业篮球、足球实证》,博士学位论文,北京体育大学,2012 年。

戴红磊:《中国体育社会组织治理研究》,博士学位论文,大连理工大学,2016 年。

董树军:《城市群府际博弈的整体性治理研究》,博士学位论文,湖南大学，2016年。

范治蓬：《欧盟草根体育资金来源现状研究》，硕士学位论文，首都体育学院，2013年。

胡亚斌：《利益相关者理论视角下中国网球运动员培养机制的研究》，博士学位论文，北京体育大学，2012年。

李洪梅：《我国竞技体育赛事利益相关者协同治理研究》，硕士学位论文，沈阳体育学院，2011年。

李文川：《上海市老年人体育生活方式研究》，博士学位论文，上海体育学院，2011年。

刘光容：《政府协同治理：机制、实施与效率分析》，博士学位论文，华中师范大学，2008年。

刘晓：《利益相关者参与下的高等职业教育办学模式改革研究》，博士学位论文，华东师范大学，2012年。

刘长喜：《利益相关者、社会契约与企业社会责任》，博士学位论文，复旦大学，2005年。

荣霁：《我国运动员文化教育的协同治理》，博士学位论文，东北师范大学，2016年。

孙月霞：《中国人口老龄化背景下老年体育价值观与管理体制的研究》，博士学位论文，北京体育大学，2007年。

田玉麒：《协同治理的运作逻辑与实践路径研究》，博士学位论文，吉林大学，2017年。

童峰：《基于循证实践方法的老年人口健康干预研究》，博士学位论文，西南财经大学，2014年。

王淑康：《城市社区老年人规律体育活动行为的社会生态学探索及健康干预策略研究》，博士学位论文，山东大学，2012年。

位秀平：《中国老年人社会参与和健康的关系及影响因子研究》，博士学位论文，华东师范大学，2015年。

徐士韦：《体育纠纷及其法律解决机制研究》，博士学位论文，上海体育学院，2015年。

赵德勋：《改革开放以来中国老年人体育政策研究》，博士学位论文，北京体育大学，2010 年。

七 其他

Council for Third Age, Active Ageing, http://www. c3a. org. sg/page/active-ageing. html,2011.

ISPAL, The Sport, Parks and Leisure Industry—Some Key Facts, http://www. ispal. org. uk.

Ministry of Social Affairs and Health, On the Move— National Strategy for Physical Activity Promoting Health and Wellbeing 2020, http://www. sportscience. fi/featured-articles/articles/move-national-trategy-physical-activity-promoting-health-and-wellbeing-2.

国家体育总局：《2007 年中国城乡居民参加体育锻炼现状调查公报》，http://www. gov. cn/jrzg/2008-12/17/content_1180856. html,2008 年 12 月 17 日。

国家体育总局：《2014 年全民健身活动状况调查公报》，http://www. sport. gov. cn/n16/n1077/n1422/7300210. html，2015 年 11 月 16 日。

《国民の健康の増進の総合的な推進を図るための基本的な方針》（英文版），http://www. mhlw. go. jp/file/06-Seisakujouhou-10900000-Kenkoukyoku/0000047330. pdf.

国务院：《"十三五"国家老龄事业发展和养老体系建设规划》，2017 年 2 月 28 日，http://www. gov. cn/zhengce/content/2017-03/06/content_5173930. htm,2017 年 3 月 6 日。